Carlos García-Escovar
Daniela García-Endara
Mariano Traverso-Alvarado

Diagnóstico y adherencia al tratamiento de la Diabetes Mellitus

Carlos García-Escovar
Daniela García-Endara
Mariano Traverso-Alvarado

Diagnóstico y adherencia al tratamiento de la Diabetes Mellitus

La compleja regulación de la glicemia postprandial se relaciona con múltiples factores...

Editorial Académica Española

Imprint

Any brand names and product names mentioned in this book are subject to trademark, brand or patent protection and are trademarks or registered trademarks of their respective holders. The use of brand names, product names, common names, trade names, product descriptions etc. even without a particular marking in this work is in no way to be construed to mean that such names may be regarded as unrestricted in respect of trademark and brand protection legislation and could thus be used by anyone.

Cover image: www.ingimage.com

Publisher:
Editorial Académica Española
is a trademark of
Dodo Books Indian Ocean Ltd. and OmniScriptum S.R.L publishing group

120 High Road, East Finchley, London, N2 9ED, United Kingdom
Str. Armeneasca 28/1, office 1, Chisinau MD-2012, Republic of Moldova, Europe
Printed at: see last page
ISBN: 978-620-2-10564-4

Diagnóstico y adherencia al tratamiento de la Diabetes Mellitus, 2022

"La compleja regulación de la glicemia postprandial se relaciona con múltiples factores, como: la composición de las comidas, acción de hormonas gastrointestinales y enzimas digestivas"

Carlos Alberto García-Escovar[1] MD. MSc. PhD., Ruth Daniela García-Endara[2] Esp. MD., Mariano Fernando Traverso-Alvarado[3] MD., Esp., 152 estudiantes de la Facultad de Ciencias de la Salud de la ULEAM[4] [a] [b] [c] [d]

[1] Docente de la Facultad de Ciencias de la Salud de la Universidad Eloy Alfaro de Manabí. https://orcid.org/0000-0003-2436-9497 carlosg.garcia@uleam.edu.ec servimedgarcia@gmail.com

[2] Especialista en Geriatría, Maestrante en Diabetes de la Universidad Austral de BsAs. Argentina. https://orcid.org/0000-0001-9619-3158 danigarcia18_@hotmail.com

[3] Especialista en Diagnóstico por Imagen. https://orcid.org/0000-0002-5768-4779 mariano_tra@hotmail.com

[4] Estudiantes de la Facultad de Ciencias de la Salud

[a] 43 estudiantes de Fisiopatología I, 4° semestre paralelo A, carrera de Medicina. (Alcivar Pinargote Liz Magdiel, Barreiro Landázuri Patherson Carlos, Burgos Alava Ángelo Emmanuel, Cando Suarez Yomara Anahí, Catuto Villegas Melanie Elizabeth, Cedeño Gallardo Nahomi Nayeska, Cevallos Macias Maika Thailys, Chávez Cobeña Paola Mishelle, Chico

Rivadeneira Nathaly Mishell, Dávila Solorzano Ariana Melina, Delgado Alava Maria Fiorella, Farias Alcivar Maria Denisse, Farias Suarez Pierina Anthonella, Garcia Gamboa Cristopher Freddy, Garcia Mera Eimy Sabrina, Guastay Zúñiga Nayeli Alexandra, Leones Mendoza Maybeth Valentina, Márquez Palacios Ana Rachell, Mendieta Saavedra Luis David, Mendoza Marcillo Lourdes Monserrate, Menéndez Mendoza Maria Emilia, Menéndez Sabando Julixa Anaid, Mera Romero Cristhoper Nahín, Mero Rivera Dangely Dennis, Moreira Baque Carlos Jesús, Muñoz Moreira Maite Marina, Muñoz Zambrano Mariuxi Lisbeth, Pallaroso Rivas Gissela Stephania, Peñafiel Carreño Edgar Josué, Pérez Molina Gabriel Alejandro, Pico Macias Tamara Anayansi, Ramírez Ramírez Paul Sebastián, Reina Faubla Jonathan Daniel, Rivadeneira Bodero Sheyla Briceyda, Sabando Delgado Alani Carla, Sisalema Sisalema Leslie Selena, Triviño Quijije Carlos Adrián, Tumbaco Baque Darlyn Enrique, Vargas Parraga Nicole Andreina, Vergara Lucas Dolores Jamileth, Villavicencio Saltos Jennifer Stefanía, Villigua Quijije Jonathan Rafael, Zambrano Yugcha Dorelis Yadira.)

[b] 32 estudiantes de Fisiopatología I, 4° semestre paralelo C, carrera de Medicina. (Bravo Mambel Melanie Dayana, Castillo Delgado Steva Stefanía, Castro Mendieta Genesis Pamela, Chompoy Salazar Andy David, Delgado Alonzo Albert Josué, Fernández Macias Elda Leonor, Freire Benítez Michelle Alejandra, Garcia Arteaga Shirley Nohelia, Gavilanes Alcivar Leonela Katherine, Guatumillo Chuez Erick David, Intriago Aguayo José Andres, Intriago Cevallos Ángel Adrián, Intriago Tuarez José Andres, Loor Delgado Alisson Brigitt, Macias Lascano Nallely Maholy, Macias Ramos Cinthia Nicole, Medranda Moreira Martha Kaela, Mendoza Vera Erick Duberlly, Meza Ruiz Lisseth Alexandra, Moran Alcivar Melisa Fernanda, Moreno Zambrano Jorge Isaac, Parraga Murillo Gema Laura,

Parraga Sánchez Erick Santiago, Pazmiño Loor Briggitte Aileen, Ponce Galarza Carmen Nicolle, Quiroz Vera Denny Andres, Salcedo Baque Helen Nicole, Sánchez Molina Cristhian Michael, Vera Parraga Nathaly Lucero, Yasig Lucero Elmer Stalyn, Zambrano Campoverde Damaris Jamileth, Zambrano Domínguez Gabriela Isabel.)

[c] 38 estudiantes de Fisiopatología II, 5° semestre paralelo A, carrera de Medicina. (Bermúdez Rivera Carol Virginia, Cajas Vega Sumaya Nicole, Coello Troncoso Erick Jordy, Delgado Rivera Alisson Dayana, Diaz Aveiga Aida Daniela, Garcia Guaitara Byron Sebastián, Garcia Villacreses Nexar Arián, Govea Galarza Sthephany Julissa, Hidalgo Saldarriaga Brittany Joan, Loor Vélez Damaris Nicole, Marcillo Choez Katherine Belén, Marmolejo Olvera Mayra Alejandra, Mena Burgos Jhoyce Natasha, Mero Chávez Edison José, Molina Abad Alisson Lisbeth, Molina Gorozabel Corina Nohemy, Moreira Muñoz Maibelin Mayerli, Moya Cueva Alisson Nebraska, Muñoz Bermeo Luis Ángel, Palacios Rosado Enrique Josué, Peñarrieta Cedeño Medeline Julissa, Pincay Cedeño Heidi Nicol, Ponce Vergara Jennifer Tais, Reyna Delgado Karol Valentina, Rivadeneira Rojas Roxanna Stefany, Rodríguez Ponce Arianna Stefanía, Sáenz Mera Carla Ariana, Saltos Vélez Maria Alejandra, Solorzano Cobeña José Julián, Solorzano Fernández Estefanía Madelen, Solorzano Pinargote Maria Magdalena, Triviño Reyes Milenka Jahaira, Vaca Rodríguez Margarita Isabel, Valdivieso Vélez Ingrid Yaleska, Vera López Nayely Monserrate, Vera Vera Robinson Steven, Zambrano Cedeño Angie Doménica, Zambrano Ochoa Emely Daniela.)

[d] 39 estudiantes de Fisiopatología II, 5° semestre paralelo B, carrera de Medicina. (Almeida Aguirre Hania Milena, Alonzo Saltos Nahomi Jamilet, Basurto Soza Giomara Jessenia, Caicedo Castro Alisson Nicolle, Carrillo Sabando Iván Patricio, Cedeño Zambrano Robin Jesús, Delgado Valle

Ivana Karina, Espinel Loor Wendy Cristina, Fernández González Antony Roosevelt, Franco Casanova Paul Andres, Garcia Bustos Carla Lizbeth, Intriago Alcivar Damary Yuviry, Iturralde Zamora Israel Aníbal, Karpite Zambrano Damaris Sohey, Macias Garcia Valeria Nicole, Macias Tubay Naydely Xeomara, Mejía Bravo Maria José, Mera Zambrano Daleska Nallely, Moreira Vera Nayeli Isabel, Moreno Armendáriz Lourdes Lorena, Orlando Rodríguez Maria Antonella, Palma Mera Almy Auxiliadora, Palma Palma Yelitza Arianna, Parraga Ramírez Bryan Leonardo, Pinargote Vera Kelelin Mayely, Quiñones Zabaleta Greysa Andreina, Realpe Ponce Luis Alejandro, Rivadeneira Alava Angie Nicole, Rodríguez Mojena Amanda, Rodríguez San Lucas Niurka Yusipina, Romero Cedeño Lady Stefany, Santander Alcivar José Jair, Solorzano Castro Roque Adrián, Velásquez Cevallos Luis Ernesto, Vera Moreira Maria Belén, Villamil Acosta Heidy Nayely, Zambrano Alonzo Alexis Xavier, Zambrano Caballero Simey Desiré, Zamora Prieto Alayán Gabriel.)

Resumen

Cuando queremos saber si tenemos Diabetes pensamos que el examen de Glicemia en ayunas es lo primero; sin embargo, puede ser que aunque esta salga normal; puede ser que la Glicemia postprandial, dos horas después de ingerir una carga de 75 g de hidratos de carbono, este elevada, entonces nuestro paciente tiene diabetes mellitus 2. Debemos recordar que un paciente tiene la glicemia normal cuando en ayunas de al menos 8 horas esta entre 60 y 100 mg/dl y si esta entre 100 y 110 mg/dl decimos que tiene un síndrome metabólico o sea prediabetes y cuando tiene más de 110 mg/dl decimos que tiene diabetes mellitus 2. Si un paciente tiene menos de 110 mg/dl en ayunas; pero con la insulina muy elevada, lo cual significa que el páncreas está haciendo un gran esfuerzo para mantener normal la glicemia, ocasionada por la resistencia a la insulina, esto lo comprobamos con una fórmula para calcular el HOMA y si tiene más de 2,5 entonces ese paciente tiene resistencia a la insulina. Hay retraso en el diagnóstico y una pobre adherencia al tratamiento en todos sus requerimientos. Pero la situación socioeconómica y cultural de la comunidad ecuatoriana impiden el cumplimiento efectivo del tratamiento dietético, de ejercicio y medicamentoso; y peor aún de un diagnóstico precoz. Nuestros hallazgos concluyen que en esta muestra de 740 sujetos el 56.2% son mujeres y el 43.8% hombres. En la muestra la enfermedad coronaria se presentó en el 15.9%, insuficiencia cardiaca 19.8%, enfermedad cerebrovascular 3.9% y la enfermedad de la arteria periférica 5.5%. En lo referente a las complicaciones la enfermedad cardiaca se presentó en el 37.2% de los casos, enfermedad renal 22%, enfermedad visual 48.9, dislipidemia 35.4%, hipertrigliceridemias 41.8%, dolor articular 67.4%, infecciones de las vías urinarias el 45.7%. En relación con la adhesión al tratamiento farmacológico el 44.7% no la tuvo con la Metformina, con la dieta no la tuvo el 45.1%; por último, el 63.8% no la tuvo con la adhesión a los ejercicios.

Palabras clave: Diabetes, Síndrome Metabólico, Glicemia, Insulina.

Abstract

When we want to know if we have Diabetes, we think that the fasting glycemia test is the first thing; however, it may be that even if it comes out normal; It may be that postprandial glycemia, two hours after ingesting a load of 75 g of carbohydrates, is elevated, so our patient has diabetes mellitus 2. We must remember that a patient has normal glycemia when fasting for at least 8 hours it is between 60 and 100 mg/dl and if it is between 100 and 110 mg/dl we say that he has a metabolic syndrome or prediabetes and when he has more than 110 mg/dl we say that he has diabetes mellitus 2. If a patient has less than 110 mg/dl fasting; but with very high insulin, which means that the pancreas is making a great effort to keep glycemia normal, caused by insulin resistance, we check this with a formula to calculate HOMA and if it has more than 2.5 then that patient has insulin resistance. There is a delay in diagnosis and poor adherence to treatment in all its requirements. But the socioeconomic and cultural situation of the Ecuadorian community prevent effective compliance with dietary, exercise and medication treatment, and even worse from an early diagnosis. Our findings conclude that in this sample of 740 subjects, 56.2% are women and 43.8% men. In the sample, coronary disease occurred in 15.9%, heart failure 19.8%, cerebrovascular disease 3.9%, and peripheral artery disease 5.5%. Regarding complications, heart disease occurred in 37.2% of the cases, kidney disease 22%, visual disease 48.9, dyslipidemia 35.4%, hypertriglyceridemia 41.8%, joint pain 67.4%, urinary tract infections 45.7%. In relation to adherence to pharmacological treatment, 44.7% did not have it with Metformin, 45.1% did not have it with diet; finally, 63.8% did not have it with adherence to the exercises.

Keywords: Diabetes, Metabolic Syndrome, Glycemia, Insulin.

Contenido

Introducción

No es suficiente que para investigar si un paciente tiene diabetes mellitus tipo 2, pedir examen de la azúcar en ayuna, puede ser que el paciente todavía controle las glicemias en ayunas y que cuando nosotros le pidamos una postprandial, o sea después de la ingesta de una carga de hidratos de carbono y a las dos horas de esa ingesta volvemos a hacer el examen de la glicemia puede ser que este elevado y ya ese paciente tiene diabetes mellitus tipo dos. Decimos que un paciente tiene la glicemia normal cuando en ayunas de al menos 8 horas esta entre 60 y 100 mg/dl y si esta entre 100 y 110 mg/dl decimos que tiene un síndrome metabólico o sea prediabetes y cuando tiene más de 110 y este examen ha salido más de una vez mayor a 110 decimos que tiene diabetes mellitus tipo dos, pero no solamente ahí sino que cuando los pacientes se le hace los exámenes de la azúcar después de dos horas de una carga de glucosa esa carga tiene que ser de 75 gramos entonces no sirve que el laboratorio le diga vaya a tomar el desayuno y vuelva, no sirve tiene que ser 75 gramos para que no sea al azar porque si yo le digo a alguien vaya tome desayune, un buen desayuno puede que consuma menos de 75 gramos de glucosa o más y entonces el resultado puede ser errado, adicionalmente cuando yo pido ese examen el paciente tiene que estar en reposo después de utilizar la carga de glucosa, vienen unas botellitas con unas colas pequeñitas unos juguitos son los 75 gramos que deben tener los laboratorios y ahí quedarse sentados o sentada dos horas para que no haya un consumo de glucosa y me salga un examen equivocado, entonces hasta 140 es normal a las dos horas entre 140 y 180 nosotros hablamos de que el paciente tiene una pérdida de glucosa y más de 180 nosotros decimos que ese paciente tiene una diabetes mellitus tipo dos aunque la azúcar en ayuna este normal, mire usted qué problema y muchas veces hacemos el examen de azúcar en ayuna y decimos que bien que esta la felicitamos y le damos hasta un abrazo al paciente y no es así pero nosotros tenemos que evaluar al paciente para ver si también tiene lo que se llama un síndrome metabólico una pre diabetes, y nosotros decimos si tiene entre 100 y 110 en ayunas y entre 140-180 postprandial dos horas que hay una prediabetes pero no es suficiente, puede ser que el paciente tenga menos de 110 en ayunas; pero que tenga muy elevada la insulina o sea que el páncreas está haciendo un gran esfuerzo para mantener normal la glicemia. Hay una formula con la que calculamos la homeostasis de la resistencia a la insulina, o sea si la cantidad de insulina que tiene el paciente en ayunas está acorde a la glicemia: multiplicamos la cantidad de glicemia en ayunas de miligramos por la cantidad de insulina en unidades y se divide para 409; y si tiene más de 2,5 entonces ese paciente tiene resistencia a la insulina. Las estadísticas han demostrado que más gente se complica, hacen infartos y muere con hiperglicemias postprandiales que con las hiperglicemias en ayunas. Al disminuir la osmolaridad, aunque tengamos un menor gradiente no importa porque si baja la glucosa queda más sodio y la osmolaridad de la sangre se mantiene porque se incrementa el sodio o algo el potasio. Además, en el plasma se incrementa la presión hidrostática en relación con la presión coloidosmótica. Luego, tiene que haber un gradiente adecuado en la sangre para que pueda pasar al líquido cefalorraquídeo, si la glicemia baja de 60 mg/dl ya no atraviesa fácilmente al líquido cefalorraquídeo, recordemos que las neuronas al no tener glucógeno la provisión de glucosa les dura pocos minutos, por tal razón es más sensible la falta de glucosa que la de oxígeno; cuando esto sucede el hígado inicia la neoglucogénesis. Resulta que las glicemias postprandiales pueden ser más peligrosas por la neoglucogénesis, la insulina permite el ingreso de la glucosa con el GLUT que es la proteína transportadora, pero si es que viene la insulina y se acopla a ese dominio permitiendo el paso; pero resulta que hay pacientes con síndrome metabólico lo cual es muy frecuente en Manabí; por tal razón estas personas tienen una predisposición a sufrir diabetes, el que algunos tengan obesidad central, que quieren comer a cada rato no es por accidente, probablemente está condición se vincula al síndrome metabólico; estos pacientes han dormido toda la noche, no ha comido las ocho horas y se levanta en la mañana sin deseo de comer, probablemente es consecuencia del síndrome metabólico y recién a la media mañana quieren desayunar, quitando la mala costumbre, estamos hablando fisiológicamente que ese paciente ha recibido las provisiones de glucosa cada dos horas en la noche por medio de la neoglucogénesis y por el aporte de glucosa de la última comida que tuvo el día anterior. (Garcia & García, 2023)

Justificación

De acuerdo con el INEC en el Ecuador se reportó a la diabetes como la segunda causa de mortalidad; entre 2014 y 2015 fue la primera causa de muerte entre las mujeres y la tercera, entre los hombres durante 2016 a 2017, año en el que 4.895 personas fallecieron por esta enfermedad. Sin embargo, hay retraso en el diagnóstico y una pobre adherencia al tratamiento en todos sus requerimientos. Aunque el Ecuador se ha alineado a las recomendaciones y metas propuestas por la OMS a través del Plan de Acción Mundial de Prevención y Control de Enfermedades no Transmisibles (ENT), el Plan Regional de las Enfermedades No Transmisibles (ENT) de la Organización Panamericana de la Salud (OPS), además de comprometerse al cumplimiento de los objetivos de la Agenda de Desarrollo Sostenible para el año 2030 para la reducción de un tercio de la mortalidad prematura por las ENT. Pero la situación socioeconómica y cultural de la comunidad ecuatoriana impiden el cumplimiento efectivo del tratamiento dietético, de ejercicio y medicamentoso; y peor aún de un diagnóstico precoz. Los criterios recomendados para el diagnóstico de esta enfermedad son los síntomas de diabetes más una determinación de glucemia al azar > 200 mg/dl en cualquier momento del día; glucemia en ayunas mayor o igual a 126 mg/dl; glucemia mayor o igual a 200 mg/dl a las 2 horas de una sobrecarga oral de glucosa de 75 gramos; Hemoglobina Glucosilada (HbA1c mayor o igual de 6,5 %).

La ADA recomienda incluir la hemoglobina glucosilada (HbA1C) como prueba con valor diagnóstico para la diabetes mellitus si sus valores son de al menos el 6,5% o más en dos ocasiones. Para hacer esta recomendación, se apoya en las conclusiones del comité de expertos reunido a tal fin y que fueron publicadas en junio de 2009[5]. En este comité había también representantes de la EASD y de la IDF, aunque por el momento ni estas ni la Organización Mundial de la Salud (OMS) han apoyado la recomendación. La razón que respalda la decisión respecto a los puntos de corte basados en las medidas de la glucosa ha sido su capacidad de predecir la aparición de las complicaciones específicas de la diabetes, en concreto, la retinopatía. La misma razón es la que se argumenta ahora para incluir la HbA1C del 6,5% o más como punto de corte para el diagnóstico. Una serie de datos epidemiológicos demuestra una relación entre el nivel de HbA1C y el riesgo de retinopatía similar a la que se demostró para los correspondientes umbrales de glucemia basal (GB) y de glucemia a las 2h tras un test de sobrecarga oral con glucosa (SOG). La ADA no había recomendado anteriormente el uso de la HbA1C para el diagnóstico de la diabetes, sobre todo debido a la ausencia de estandarización de la prueba. Sin embargo, ahora argumenta que las mediciones de HbA1C están ya altamente estandarizadas y que sus resultados pueden aplicarse de manera uniforme tanto en el tiempo como entre las poblaciones. La prueba debe llevarse a cabo utilizando un método certificado por el National Glycohemoglobin Standardization Program (Programa Nacional para la Normalización de la Glicohemoglobina) y normalizado o extrapolable al del Diabetes Control and Complications Trial (Estudio del Control de la Diabetes y sus Complicaciones). La HbA1C tiene varias ventajas sobre la glucosa plasmática en ayunas, como una mayor comodidad ya que el ayuno no es necesario, una mayor estabilidad preanalítica y menos perturbaciones durante los períodos de estrés y de enfermedad. Estas ventajas deben ser balanceadas con su mayor costo, la disponibilidad limitada de esta prueba en determinadas regiones de los países en desarrollo y la deficiente correlación entre la HbA1C y la glucosa media en algunos individuos. Además, el nivel de HbA1C puede inducir a error en pacientes con ciertas formas de anemia y hemoglobinopatías. Para pacientes con una hemoglobinopatía, pero con un volumen normal de glóbulos rojos, tales como la anemia de células falciformes, debe usarse una prueba de HbA1C sin interferencias de hemoglobinas anormales. Para las situaciones con volumen anormal de glóbulos rojos, tales como el embarazo o las anemias por hemólisis y deficiencia de hierro, el diagnóstico de la diabetes debe hacerse con criterios de medición de glucosa exclusivamente. Los criterios establecidos para el diagnóstico de la diabetes basados en la glucosa (glucosa plasmática en ayunas y glucosa plasmática 2h después de una SOG) siguen siendo válidos. Los pacientes con hiperglucemia grave, tales como los que presentan síntomas clásicos de hiperglucemia o crisis de hiperglucemia, continuarán siendo diagnosticados cuando se halle de modo casual una GP de 200mg/dl o más. (Elsevier, 2022)

Marco Teórico

En relación con la regulación de la *glicemia* que es un sustrato energético vital ya que el Sistema Nervioso Central depende casi enteramente de ella; pues Cerebro no concentra glucosa ya que las neuronas tienen muy poca reserva de glucógeno y requiere la proteína transportadora de glucosa (GLUT); por otro lado la regulación de la secreción de insulina es la que permite la concentración de glucosa en sangre, donde la estimulación de la secreción descarga a más de insulina que es el principal regulador, proinsulina que asegura la continua producción de esta hormona del metabolismo; la glucosa es transportada a la célula β por la proteína GLUT 2 para ser fosforilada por la glucocinasa y metabolizada. El proceso de secreción de insulina no enteramente aclarado; sin embargo, está relacionado con la activación por la vía de traducción del RNA, señales mitocondriales, cierre de canales de K sensibles a ATP y el ingreso de Calcio al citoplasma de la célula β. La secreción de insulina está vinculada al gen que la codifica y se localiza en el brazo corto del cromosoma 11, proinsulina tiene una cadena de 86 aminoácidos (AA); luego, la separación del péptido conector o Péptido C (PC) genera una molécula de doble cadena de 51 AA que es la insulina. La proinsulina e insulina están en gránulos de almacenaje y la estimulación de la secreción descarga cantidades equimolares de insulina y de Péptido C que es poco metabolizado en el hígado; y pequeñas cantidades de proinsulina a la porta para el metabolismo en el hígado; por lo cual el PC es el marcador más preciso de la secreción endógena de insulina.

Todo esto produce una curva bifásica sobre la insulina preformada y neoformada; donde la magnitud de la descarga depende del grado de hiperglicemia y de la vía de acceso de la glicemia. La mejor respuesta insulínica a la glucosa es si esta se administra por vía oral, más que por vía intravenosa, debido a la secreción de péptidos intestinales amplificadores de la respuesta; tales como: *Glucagón like I* y el Polipéptido gástrico inhibidor. Luego de los eventos post secreción de insulina a la porta el 50 % es removida en el primer paso por el hígado; la concentración de insulina en la vena porta es 2 a 4 veces más alta que en la circulación periférica, todo esto es de trascendencia para el tratamiento insulínico. Respecto a la acción de la insulina en los tejidos blanco a través de receptores específicos en el hígado, músculo y adipocito. Este receptor insulínico es un heterodímero compuesto por: dos cadenas α, dos cadenas β y puentes disulfúricos. Las subunidades alfa son extracelulares en las cuales se liga la insulina, las subunidades Beta atraviesan la membrana celular y pueden ser fosforiladas por residuos en el citoplasma de serina, treonina y tirosina. Actividad de proteincinasa en la subunidad B es esencial para la función del receptor. El metabolismo celular de la glucosa esta dado por enzimas de la vía glucolítica en este proceso el piruvato es un producto clave que ingresa en el ciclo del ácido tricarboxílico

(TCA) el cual es metabolizado por varias moléculas de ATP. En este asunto la mayoría de las células pueden almacenar glucosa como glucógeno (glucogénesis) y pueden desdoblar glucógeno a glucosa (glucogenólisis). Adicionalmente, la glucosa 6 fosfatasa que es indispensable para liberar glucosa a la circulación y solo está presente en hígado y músculo. En el caso de la insulina y metabolismo de los lípidos se estimula la síntesis de glucógeno por el hígado; sin embargo, si el glucógeno hepático es mayor del 5% de la masa hepática se suspende gluconeogénesis, aumenta la producción de ácidos grasos, facilita el ingreso de glucosa al adipocito, estimula la acumulación de grasa y provoca que las células oxiden preferentemente carbohidratos en vez de ácidos grasos para proveer energía.

Los efectos de la insulina sobre los carbohidratos: facilita el ingreso de glucosa a los tejidos blanco, estimula la formación de glucógeno, disminuye la glicemia, al disminuir la glicemia disminuye la secreción de insulina y las reservas de glucosa en forma de glucógeno proveen al cerebro de niveles constantes de glucosa. Los efectos de la ausencia de insulina en el hígado suspenden la síntesis de glucógeno, se activan las enzimas responsables de la glucogenólisis estimulada por la carencia de insulina y la presencia de glucagón. Además, la insulina estimula la captación celular de aminoácidos, incrementa la permeabilidad de muchas células al Potasio, Magnesio y Fosfatos. Los padecimientos por deficiencia de insulina en la

Diabetes mellitus puede deberse a ausencia de producción de insulina o acción insuficiente de la misma. Hay dos tipos principales de Diabetes mellitus: tipo 1 y 2.

Diabetes mellitus tipo 1. También llamada diabetes mellitus insulino dependiente (DMID); se debe a la destrucción de células β por destrucción principalmente autoinmune de las mismas en la cual la terapia de reemplazo insulínico (TRI) controla los efectos del padecimiento y su buen control disminuye los efectos adversos a largo plazo.

Diabetes mellitus tipo 2. También llamada diabetes mellitus no insulino dependiente; se inicia como síndrome de resistencia a la insulina en la cual la terapia de reemplazo insulínico (TRI) no suele ser necesaria. Esta indicado el tratamiento con dieta, ejercicio, secretagogos y/o antihiperglicemiantes. La toxicidad de la hiperglicemia y la hiperlipidemia producen agotamiento del páncreas lo cual provoca el TRI.

Mejora de la atención y promoción de la salud en las poblaciones. - Asegúrese de que las decisiones de tratamiento sean oportunas, se basen en pautas basadas en evidencia, incluyan el apoyo de la comunidad social y se tomen en colaboración con los pacientes en función de las preferencias individuales, los pronósticos, las comorbilidades y las consideraciones financieras informadas. Alinear los enfoques para el control de la diabetes con el Modelo de Atención Crónica. Este modelo enfatiza la atención en equipo centrada en la persona, los enfoques de tratamiento integrados a largo plazo para la diabetes y las comorbilidades, y la comunicación colaborativa continua y el establecimiento de objetivos entre todos los miembros del equipo. Los sistemas de atención deben facilitar la atención en equipo, incluidos aquellos con conocimientos y experiencia en el control de la diabetes como parte del equipo, y la utilización de registros de pacientes, herramientas de apoyo a la toma de decisiones y participación de la comunidad para satisfacer las necesidades de los pacientes. Evaluar el mantenimiento de la atención de la salud de la diabetes utilizando métricas de datos confiables y relevantes para mejorar los procesos de atención y los resultados de salud, con atención a los costos de la atención. Evaluar la inseguridad alimentaria, la inseguridad de vivienda/falta de vivienda, las barreras financieras y el capital social/apoyo comunitario social para informar las decisiones de tratamiento, con referencia a los recursos comunitarios locales apropiados. Proporcionar a los pacientes apoyo para el autocontrol de parte de entrenadores de salud no profesionales, navegadores o trabajadores de salud comunitarios cuando estén disponibles. Clasificación y Diagnóstico de la Diabetes. - A1C. Para evitar diagnósticos erróneos o erróneos, la prueba de A1C debe realizarse con un método certificado por el NGSP y estandarizado para el ensayo del Ensayo de Control y Complicaciones de la Diabetes (DCCT). La marcada discordancia entre la A1C medida y los niveles de glucosa en plasma debe plantear la posibilidad de interferencia en el ensayo de A1C y considerar el uso de un ensayo sin criterios de interferencia o glucosa en sangre plasmática para diagnosticar la diabetes. En condiciones asociadas con una relación alterada entre A1C y glucemia, como hemoglobinopatías, incluida la enfermedad de células falciformes, embarazo (segundo y tercer trimestres y el período posparto), deficiencia de glucosa-6-fosfato deshidrogenasa, VIH, hemodiálisis, pérdida de sangre reciente o transfusión, o terapia con eritropoyetina, solo se deben usar los criterios de glucosa en sangre plasmática para diagnosticar la diabetes. (Consulte otras condiciones que alteran la relación de a1c y glucemia a continuación para obtener más información). Se debe asegurar una ingesta adecuada de carbohidratos (al menos 150 g/día) durante 3 días antes de la prueba de tolerancia oral a la glucosa como detección de diabetes. Diabetes tipo 1. - La detección de diabetes tipo 1 presintomática mediante pruebas de detección que detectan autoanticuerpos contra la insulina, la descarboxilasa del ácido glutámico (GAD), el antígeno de los islotes 2 o el transportador de zinc 8 se recomienda actualmente en el contexto de un estudio de investigación o puede considerarse una opción para la primera prueba. familiares de grado de un probando con diabetes tipo 1. El desarrollo y la persistencia de múltiples autoanticuerpos contra los islotes es un factor de riesgo de diabetes clínica y puede servir como una indicación para la intervención en el marco de un ensayo clínico o detección de diabetes tipo 1 en etapa 2. Prediabetes y diabetes tipo 2. - La detección de prediabetes y diabetes tipo 2 con una evaluación informal de los factores de riesgo o una calculadora de riesgo validada se debe realizar en adultos asintomáticos. Se debe considerar realizar pruebas de prediabetes y/o diabetes tipo 2 en personas asintomáticas en adultos de cualquier edad con sobrepeso u obesidad (IMC $\geq$25 kg/m2 o $\geq$23 kg/m2 en estadounidenses de origen asiático) que tienen uno o más factores de riesgo. Para todas las personas, la evaluación debe comenzar a los 35 años. Si las pruebas son normales, es razonable repetir las pruebas de detección en intervalos mínimos de 3 años, antes con síntomas o cambios en el riesgo (es decir, aumento de peso). Para detectar prediabetes y diabetes tipo 2, la glucosa plasmática en ayunas, la glucosa plasmática de 2 h durante la prueba de tolerancia a la glucosa oral con 75 g y la A1C son apropiadas. Cuando se utiliza la prueba de tolerancia a la glucosa oral como detección de diabetes, se debe asegurar una ingesta adecuada de carbohidratos (al menos 150 g/día) durante los 3 días previos a la prueba. En personas con prediabetes y diabetes tipo 2, identificar y tratar los factores de riesgo de enfermedades cardiovasculares. Se debe considerar la detección basada en el riesgo de prediabetes y/o diabetes tipo 2 después del inicio de la pubertad o después de los 10 años, lo que ocurra antes, en niños y adolescentes con sobrepeso (IMC ≥ percentil 85) u obesidad (IMC ≥ 95). percentil) y que tienen uno o más factores de riesgo de diabetes. (Consulte la Tabla 2.4 para la clasificación de la evidencia de los factores de riesgo). Las personas con VIH deben someterse a pruebas de detección de diabetes y prediabetes con una prueba de glucosa en ayunas antes de comenzar la terapia antirretroviral, al momento de cambiar la terapia antirretroviral y 3 a 6 meses después de comenzar o cambiar la terapia antirretroviral. Si los resultados de la evaluación inicial son normales, la glucosa en ayunas debe controlarse anualmente. (Rojas J., 2022)

Marco Metodológico

Tema de estudio: Relación significativa entre el deficiente cuidado de la salud poblacional, el diagnóstico precoz de la Diabetes Mellitus y la adherencia al tratamiento.

Enfoque teórico (paradigma, método): Epidemiología Crítica.

Descripción del Objeto de estudio: El objeto de estudio es el análisis la precocidad diagnóstica y adherencia al tratamiento de la Diabetes Mellitus en la población correspondiente a los núcleos familiares vinculados a los estudiantes de la ULEAM periodo 2022 (2).

Tipo de estudio: Observacional, Analítico y transversal.

Diseño de la Investigación: Diseño no experimental, transversal.

Técnica de Recolección de Datos: Consideraciones éticas. Consentimiento previo, libre e informado. En relación con el consentimiento previo, libre e informado es el documento por medio del cual individuos, familias o comunidades dan autorización para la intervención motivo de la investigación. Es importante anotar que el consentimiento no solo se refiere al individuo mismo, sino también a bienes y servicios que con la intervención puedan modificarse, aunque esta modificación sea temporal; además, investigadores y sujetos deben entender que la autorización puede ser suspendida, terminada o cancelada en cualquier momento. Para el desarrollo de este estudio se elaboró un consentimiento el cual fue debidamente explicado y diligenciado por cada uno de los participantes.

Instrumento. Hoja de registro de variables de usuarios o ciudadanos en general: Esta información fue recopilada por los estudiantes de fisiopatología I del 4° semestre paralelo A y C; fisiopatología II del 5° semestre paralelos A y B de la ULEAM. Por medio de Excel 365 se activaron dos hojas interconectadas, una para las fórmulas y la otra para recopilar la información requerida de los ciudadanos que corresponde a la hoja de registro de variables. Esta tabla de variables consta de información de filiación como: edad, etnia, residencia habitual, enfermedades por complicaciones en la Diabetes Mellitus (Enfermedad cardiaca, Enfermedad renal, Enfermedad visual, Enfermedad visual, Cáncer de vejiga, Fracturas de huesos, Dislipidemias, Hipertrigliceridemias, Pancreatitis, Dolor articular, Candidiasis vaginal, Presión arterial baja, Infecciones de las vías urinarias, Enfermedad de las extremidades (pie diabético), Hipoglicemia, Cetoacidosis diabética). Enfermedades crónicas previas (Alzheimer, Otras Demencias, Artritis, Asma, Cáncer, Dislipidemias, Hipertrigliceridemias, EPOC, Enfermedad de Crohn, Fibrosis quística, Epilepsia, Enfermedad cardiaca, VIH/sida, Trastornos del humor (bipolar, ciclotímico y depresión), Síndrome de Cushing, Hipertiroidismo, Esclerosis múltiple, Mal de Parkinson, Otras). Signos cardiorrespiratorios (frecuencia cardiaca, frecuencia respiratoria, presión arterial). Antecedentes, signos y síntomas relacionados (Antecedentes familiares, Predisposición genética, Consumo de alimentos y bebidas azucarados, Estilo de vida sedentario, Aumento de la sed, Aumento de las ganas de orinar, Aumento del apetito, Fatiga, Visión borrosa Visión borrosa, Entumecimiento u hormigueo en las manos o los pies, Úlceras que no cicatrizan, Sobrepeso u obesidad, Pérdida de peso sin razón aparente Pérdida de peso sin razón aparente, Problemas del corazón). Hiperglicemia durante el embarazo sin diagnóstico previo de diabetes. Diagnóstico definitivo (Sin Diabetes, Diabetes Mellitus Tipo 1, Diabetes Mellitus Tipo 2, Diabetes Gestacional, Síndrome Metabólico). Diagnóstico de laboratorio de la Diabetes (De 100 a 110 mg/dL en ayunas y antes de cada comida, Más de 126 mg/dL en ayunas y antes de cada comida, De 140 a 180 mg/dL dos horas después comer o ingerir 75 g de glucosa, Más de 180 mg/dL dos horas después comer o ingerir 75 g de glucosa, Menos de 5,7 % de Hemoglobina glicosilada (HbA1c) en ayunas, De 5,7 a 6,4 % de Hemoglobina glicosilada (HbA1c) en ayunas, Desde 6,5 % de Hemoglobina glicosilada (HbA1c) en ayunas, Autoanticuerpos). Adherencia al tratamiento indicado para la Diabetes (Metformina u otro sensibilizador, Antidiabético oral, Insulinoterapia, Dietético, Ejercicio). Qué actividad tiene durante el día (tareas domésticas, estudio presencial o distancia, trabajo presencial o teletrabajo), Datos antropométricos (peso, talla, índice de masa corporal).

Planteamiento del problema

En relación con la compleja regulación de la glicemia postprandial
resulta indispensable entender que la magnitud de las variaciones de la
glicemia depende de múltiples factores: la composición de las comidas,
acción de hormonas gastrointestinales y enzimas digestivas, secreción de la
insulina, incremento o la inhibición de la producción hepática de glucosa y
la captación periférica de glucosa. Cuando hablamos del *balance energético,*
o sea la relación entre la ingesta y el consumo de energía nos referimos al
desacoplamiento entre ingesta de calorías y consumo calórico, todo esto
genera señales originadas en el tejido adiposo que pueden actuar a nivel del
cerebro disminuyendo el apetito.

En el páncreas que es una glándula de secreción mixta que está
constituida por 2 tipos de tejidos: a) Exocrino que es más abundante, con un
conducto que desemboca en el duodeno y produce un líquido ambarino que
contiene enzimas digestivas; y b) Endocrino que esta circunscrito a los
islotes de Langerhans, los cuales representan solo el 2 % del tejido
pancreático, pero reciben 10 a 15 % del flujo sanguíneo pancreático, el cual
esta inervado por neuronas que modulan la secreción de insulina y glucagón,
tanto del sistema Simpático como parasimpático; esas señales nerviosas
generan secreciones endocrinas importantes en la regulación de la glicemia.

En el tejido endocrino se producen hormonas como: insulina, glucagón, somatostatina y otra variedad importante de péptidos de diferentes orígenes y funciones; estas hormonas son:

- Ghrelina, se produce en la mucosa gástrica y células pancreáticas no β, circula ligado a HDL.
- Oxitomodulina del proceso de pro-glucagón en las células L intestinales.
- Péptido YY de origen gastrointestinal.
- Colecistocinina, se produce en la parte alta del intestino delgado.
- Péptido semejante al glucagón.
- Polipéptido insulinotrófico dependiente de glucosa, se produce en intestino proximal
- Amilina, se produce en las células β, secretada junto con la insulina en respuesta a la glucosa.
- Leptina se produce en el tejido adiposo, hipotálamo, hipófisis, placenta, músculo esquelético, epitelio gástrico y mama; aumenta en relación con el tejido adiposo y produce saciedad.
- Adiponectina, se produce en el tejido adiposo blanco; sensibiliza a la insulina.
- Resistina es el factor específico del tejido adiposo.

- Neuropéptido Y, se produce en las neuronas del piso del tercer ventrículo, estimula el apetito.

- Melanocortinas, derivan del proceso hipotalámico de la POMC; regula el apetito.

La morfofisiología pancreática nos dice que la sangre venosa drena directamente al hígado por la vena porta; además, el páncreas endocrino tiene tres tipos principales de células que sintetizan, almacenan y secretan: las α Glucagón, β Insulina y δ Somatostatina, también las células F producen el *polipéptido pancreático*. Las células α y δ se localizan en la periferia, mientras que las células β son centrales y representan más o menos el 6 % del total. Por último, todo esto sucede en los gránulos secretorios del citoplasma que son los componentes intracelulares usuales: retículo endoplásmico rugoso, complejo de Golgi y microtúbulos.

Formulación del Problema

La diabetes mellitus (DM) es una enfermedad crónica vinculada a la dificultad del organismo para utilizar la glucosa por las células; por otro lado, el páncreas es una glándula que produce sustancias que digieren los alimentos en el intestino delgado, en el duodeno; además, produce hormonas como la insulina que permite el ingreso de la glucosa a las células, también produce otra hormona llamada glucagón que provoca la saciedad o sea la pérdida del apetito cuando tenemos suficiente glucosa en las células. La gente dice tengo el azúcar elevada de la que engorda, otros dicen tengo de la que enflaquece; entonces aquí aparece la primera pregunta que hace la persona que le diagnostican esta terrible enfermedad: ¿Qué tipo de diabetes tengo? Cuando queremos analizar el diagnóstico y adherencia al tratamiento de la Diabetes Mellitus, o sea alcanzar y mantener lo más cercano a la glicemia normal, esto logra evitar el desarrollo y la progresión de las complicaciones de esta terrible enfermedad. Además, debemos recordar que la hiperglicemia postprandial se asocia más con eventos cardiovasculares fatales y no fatales que la hiperglicemia en ayunas.

De acuerdo con la OPS en el Ecuador la diabetes está afectando a la población con tasas cada vez más elevadas. Según la encuesta ENSANUT, la prevalencia de diabetes en la población de 10 a 59 años es de 1.7%. Esa proporción va subiendo a partir de los 30 años, y a los 50, uno de cada diez ecuatorianos ya tiene diabetes. La alimentación no saludable, la inactividad física, el abuso de alcohol y el consumo de cigarrillos son los cuatro factores de riesgo relacionados directamente con las enfermedades no transmisibles, entre ellas la diabetes. La encuesta ENSANUT demuestra que la prevalencia de la obesidad está aumentando en todos los grupos de edad. 3 de cada 10 niños en edad escolar presenta sobrepeso y obesidad. 1 de cada 4 niños en edad preescolar es pequeño para su edad y el porcentaje del sobrepeso se ha duplicado en las últimas tres décadas. 2 de cada 3 ecuatorianos entre los 19 y 59 años tiene sobrepeso y obesidad, lo que constituye un serio problema de salud pública.

Hipótesis

- Existe relación significativa entre el deficiente cuidado de la salud poblacional, el diagnóstico precoz de la HTA y la adherencia al tratamiento.

Objetivos

Objetivo General

- Analizar la precocidad diagnóstica y adherencia al tratamiento de la Diabetes Mellitus

Objetivos Específicos

1. Establecer la precocidad diagnóstica de la Diabetes Mellitus

2. Analizar la adherencia al tratamiento de la Diabetes Mellitus

Materiales y métodos:

Estudio descriptivo transversal, con análisis de casos y controles. Participaran sujetos con trastornos del metabolismo de los carbohidratos del entorno vinculado a los estudiantes de fisiopatología de la carrera de Medicina de la Facultad de Ciencias de la Salud de la ULEAM. Se aplicará el formulario prestablecido. Se estudiarán las variables independientes: grupos etarios, sexo, residencia habitual, enfermedades crónicas previas, complicaciones por la diabetes, diagnóstico de la Diabetes Mellitus y Síndrome Metabólico; y la adhesión al tratamiento de estas patologías.

Operacionalización de las variables

Objetivo general: Analizar la precocidad diagnóstica y adherencia al tratamiento de la Diabetes Mellitus			
Objetivos específicos	**Variables**	**Dimensiones**	**Indicadores**
Establecer la precocidad diagnóstica de la Diabetes Mellitus	Diabetes Mellitus: Diagnóstico precoz	Enfermedad metabólica por Diabetes Mellitus	Enfermedades crónicas provocadas por Diabetes Mellitus
Analizar la adherencia al tratamiento de la Diabetes Mellitus	Diabetes Mellitus: Adherencia al tratamiento	Nivel de adherencia al tratamiento	Control de glicemia y hemoglobina glicosilada (HbA1c)

Ética

Consentimiento previo, libre e informado: En este estudio debe de realizarse a los adultos mayores elegidos. (Anexo 1)

Lo referente al consentimiento previo, libre e informado es el documento por medio del cual individuos, familias o comunidades dan autorización para la intervención motivo de la investigación. Debemos comprender, tanto los investigadores como los sujetos de la investigación, que este consentimiento no solo se refiere al individuo mismo, sino también a bienes y servicios que con la intervención puedan modificarse, aunque esta modificación sea temporal; además, investigadores y sujetos deben entender que la autorización puede ser suspendida, terminada o cancelada en cualquier momento. (OMS)

Devolución de la información: Una vez terminado el proceso de diagnóstico, me comprometo a entregar a la población estudiada toda la información obtenida en cada paciente, con la orientación adecuada para que se revierta en beneficio de ellos mismos y de su entorno familiar y social.

Esta información será entregada en sendos informes escritos; sin embargo, a través de autorizaciones expresas estos informes serán entregados a profesionales de la salud de MSP para el seguimiento correspondiente, guardando la posibilidad autorizada para realizar los seguimientos necesarios, pero, con el consentimiento previo y renovado con la mayoría de edad de los pacientes, si fuere necesario.

Esta devolución de la información no solo sirve para beneficio del paciente, sino, también para fortalecer el vínculo con los sujetos de estudio, lo cual nos permitiría planificar las intervenciones necesarias posteriormente.

En lo referente a los Principios Bioéticos estos son arbitrarios, ya que al ser básicos, universales y generales no discriminan en relación con culturas e idiosincrasias. Sin embargo, es lo mejor que tenemos para poder vivir en paz y respetando al prójimo. Hay cuatro principios.

Respeto por la autonomía se refiere: "Una persona autónoma es aquella que toma las decisiones que conciernen a su propia vida, de conformidad con su propia cosmovisión" (Vélez 2011, 166).

Hay dos realidades, las personas como agentes autónomos y las personas con disminución de su autonomía.

Principio de no maleficencia se refiere: A la obligación ética de no hacer daño. "Primun non nocere", es decir, "Primero no hacer daño" (Vélez 2011, 167).

Principio de beneficencia se refiere: a que no solo depende de respetar sus decisiones autónomas, sino también de procurar su bienestar.

Principio de justicia se refiere: "El principio de justicia afirma que todos los seres humanos tienen iguales derechos para alcanzar lo necesario para su pleno desarrollo" (Vélez 2011, 167).

Diabetes Mellitus

Morfofisiología del Páncreas endócrino

(Tomado literalmente de: "Fisiología humana, 4° Edición. Capítulo 77: Páncreas endocrino". 2010. Fernández-Tresguerres J. A., et al.)

El páncreas es un órgano en el que se desarrollan funciones tanto exocrinas como endocrinas. El páncreas exocrino se encarga de sintetizar, almacenar y secretar diversas enzimas digestivas. Rodeado por este conjunto de ductos y acinos, que constituyen el páncreas exocrino, se encuentran unas pequeñas asociaciones de células endocrinas especializadas que están organizadas en islotes pancreáticos o islotes de Langerhans (figura 77-1). Cada islote posee una fina red capilar y está encapsulado por colágeno. Un páncreas adulto contiene cerca de un millón de islotes. Este número de islotes oscila entre 250 000 y 1 750 000; su diámetro aproximado es de 150 μm, y son más numerosos hacia la cola del páncreas, aunque se encuentran distribuidos por todo el órgano.

Figura 77-1

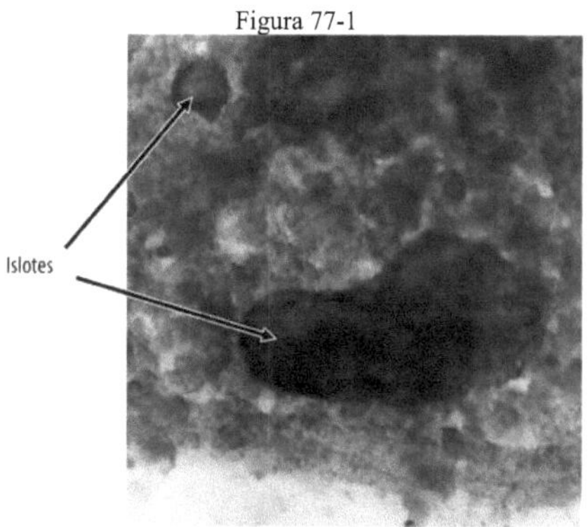

Fuente: Jesús A. Fernández-Tresguerres: *Fisiología humana*, 4e:
www.accessmedicina.com
Derechos © McGraw-Hill Education. Derechos Reservados.

Los islotes de Langerhans del páncreas están formados por grupos celulares situados entre las masas glandulares exocrinas. Producen cuatro tipos de secreciones endocrinas al menos y están inervados por fibras simpáticas y parasimpáticas que regulan esta secreción. Según las especies los islotes constituyen alrededor de 5 a 20% de la masa celular pancreática en los mamíferos adultos. El tamaño de estos islotes varía de gran manera según la región del páncreas en la que se encuentren; oscilan entre 5 000 y 18 000 células endocrinas de distintos tipos.

Células beta (β) (células B). Producen y liberan insulina, hormona que regula el nivel de glucosa en la sangre (facilitando el uso de la glucosa por parte de las células y retirando el exceso de la glucosa que se almacena en el hígado en forma de glucógeno). Producen además TRH y constituyen alrededor de 70% de las células de los islotes.

Células alfa (α) (células A). Estas células sintetizan y liberan glucagón. El glucagón aumenta el nivel de glucosa sanguínea al estimular la formación de este carbohidrato a partir del glucógeno almacenado en hepatocitos. También tiene efecto en el metabolismo de las proteínas y grasas. La liberación del glucagón es inhibida por la hiperglucemia. Representan entre 10 y 20% del volumen del islote y se distribuyen de forma periférica.

Células delta (δ) (células D). Constituyen alrededor de 5% de las células de los islotes. Producen somatostatina, hormona que se cree regularía la producción y liberación de la insulina por las células (β), así como la producción y liberación de glucagón por las células (α).

Células PP. Producen polipéptido pancreático. En éstas sólo se encuentran trazas.

Células épsilon (ε). Hacen que el estómago produzca y libere la hormona ghrelina. Estas células endocrinas representan 60% de las células de los islotes. Las hormonas que se producen por estas células son liberadas al torrente sanguíneo y transportadas al hígado y al resto del organismo por la vena porta. El resto son células nerviosas endoteliales y células del tejido conjuntivo incluyendo fibroblastos y macrófagos. Además, las células de los islotes contienen metaloproteinasa, metalotionina, cinasas dependientes de ciclina, factores de crecimiento semejantes a la insulina (IGF, del inglés *insulin-like growth factor*), y otros péptidos y enzimas. Por tanto, la función del islote no es sólo secretar insulina y otras hormonas pancreáticas, sino que puede ser considerado como un órgano complejo cuya misión principal es mantener la homeostasis de la glucosa.

La organización de estas células varía de unas especies a otras, sin embargo, de forma general puede decirse que las células A y D se encuentran en la superficie rodeando a las células B situadas en el centro del islote. En el ser humano grandes vasos dividen el islote en unidades, cada una de las cuales consiste en una unidad central rodeada por células A y D (figura 77-2).

Figura 77-2

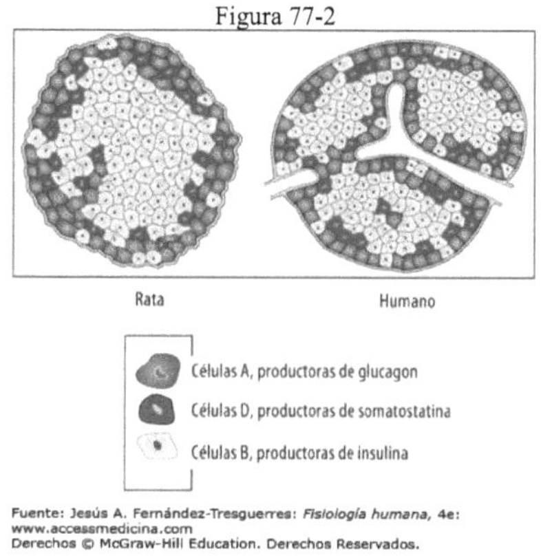

Fuente: Jesús A. Fernández-Tresguerres: *Fisiología humana*, 4e:
www.accessmedicina.com
Derechos © McGraw-Hill Education. Derechos Reservados.

En el humano y en otras especies se ha establecido que la composición celular endocrina así como su distribución en los islotes es diferente entre las distintas regiones del páncreas de acuerdo con su también diferente embriología, vasculatura, tipo de células exocrinas y contenido de hidrolasa. La proporción de células B es menor en los islotes del área ventral (17%) comparada con los islotes del área dorsal (74%). La región periférica de ambos tipos de islotes contiene células productoras de polipéptido pancreático, glucagón y somatostatina. En los islotes del área ventral, las células productoras de polipéptido pancreático representan un porcentaje mucho mayor con respecto al número total de células endocrinas comparadas con las células A productoras de glucagón. En el caso de islotes de área dorsal ocurre lo contrario. El número de células D productoras de somatostatina es del mismo orden de magnitud para los dos tipos de islotes. Esta distribución de las células endocrinas de los islotes no es al azar y sugiere una posible interrelación funcional entre los distintos tipos celulares. Se postula que la actividad de la célula B en los islotes ventrales y dorsales podría estar influenciada por las diferencias en las concentraciones locales de las hormonas secretadas por las otras células endocrinas o por comunicaciones directas entre las células endocrinas vecinas. Estas distintas proporciones entre las células endocrinas podrían verse alteradas en algunos casos como por ejemplo la pancreatitis crónica.

Se han encontrado también diferencias en la secreción y biosíntesis de insulina entre los islotes de la región ventral y dorsal bajo concentraciones estimulantes de glucosa (no en condiciones basales), además de un aumento de ambos parámetros en los islotes de la región dorsal, ricos en glucagón, con respecto a los de la ventral, ricos en polipéptido pancreático.

Las hormonas pancreáticas desempeñan una función fundamental regulando el metabolismo de los nutrientes en el organismo; su papel mejor conocido es el mantenimiento de la homeostasis de la glucosa. El organismo necesita que los niveles de glucosa en sangre varíen lo menos posible y las hormonas responsables del mantenimiento de los niveles plasmáticos de glucosa son la insulina y el glucagón. Ambas hormonas se consideran las principales hormonas reguladoras de la homeostasis metabólica debido a que fluctúan de manera continua en respuesta al patrón diario de alimentación (figura 77-3).

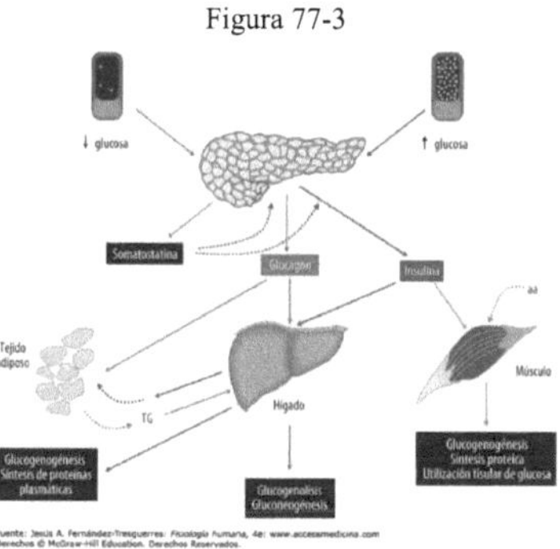

La insulina es la principal hormona anabólica que promueve el almacenamiento de nutrientes: almacenamiento de glucosa en forma de glucógeno en hígado y músculo, conversión de glucosa en triglicéridos en el hígado y su almacenamiento en el tejido adiposo, así como captación de aminoácidos y síntesis de proteínas en el músculo esquelético. También aumenta la síntesis hepática de albúmina y otras proteínas de la sangre. Además, la insulina promueve la utilización de glucosa por los tejidos.

El glucagón actúa para mantener la disponibilidad de combustible en ausencia de glucosa exógena. Estimula la liberación de glucosa a partir del glucógeno hepático (glucogenólisis) y estimula su formación (gluconeogénesis) a partir de láctico y aminoácidos y, junto con el descenso de la insulina induce la movilización de los ácidos grasos de los triglicéridos del tejido adiposo para proporcionar una fuente alternativa de combustible.

La insulina fue la primera hormona polipeptídica cuya estructura y secuencia de aminoácidos fue dada a conocer a mediados del decenio de 1950-1959, e inicialmente fue identificada como un factor pancreático que aliviaba la hiperglucemia tanto en perros como en humanos diabéticos.

Desde el punto de vista estructural, es una proteína globular pequeña de 5 734 kDa, constituida por dos cadenas peptídicas, cadena A (21 aminoácidos) y cadena B (30 aminoácidos) unidas por dos puentes disulfuro que conectan A7-B7 y A20-B19. Un tercer puente disulfuro conecta los residuos 6 y 11 de la cadena A (figura 77-4). La hormona contiene un alta proporción de residuos hidrofóbicos y se asocia con facilidad formando dímeros por la formación de puentes de hidrógeno entre los extremos C terminal de la cadena B. En presencia de Zn estos dímeros pueden asociarse formando hexámeros. Estas interacciones pueden tener cierta importancia clínica ya que los monómeros y dímeros difunden con facilidad en la sangre, mientras que los hexámeros lo hacen con más lentitud. Esto ha sido importante a la hora de diseñar análogos sintéticos de la hormona ya que pequeñas alteraciones en la secuencia de aminoácidos pueden cambiar esta propiedad de asociarse en polímeros.

Figura 77-4

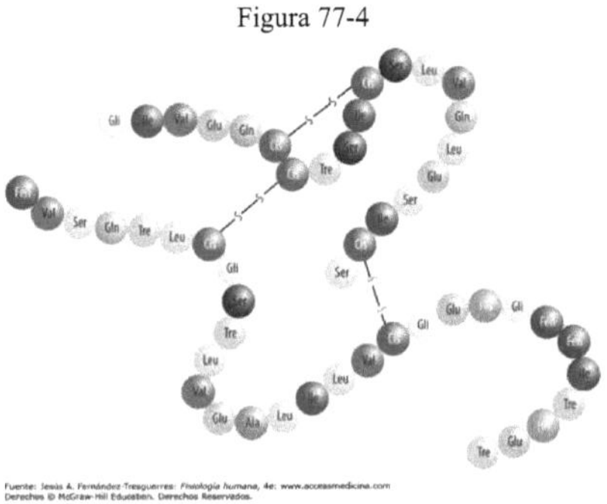

Aunque la secuencia de aminoácidos varía en las distintas especies, algunas regiones de la proteína presentan un alto grado de conservación entre diferentes especies de mamíferos, por lo que se propone que estas regiones están altamente correlacionadas con la actividad biológica, éstas incluyen: las posiciones de los tres puentes disulfuro (Cis 7A-Cis 7B, Cis 20A-Cis 19B, Cis 6A-Cis 11), los residuos hidrofóbicos del extremo C terminal de la cadena B y las regiones N y C terminal de la cadena A. Esta similaridad en la secuencia de aminoácidos de las distintas insulinas hace que la conformación tridimensional sea muy semejante en las diferentes especies y que la insulina de una especie animal sea activa en otros animales. De hecho, la insulina de cerdo se ha utilizado con mucha frecuencia en el tratamiento de pacientes humanos.

La molécula de insulina presenta tres segmentos con estructura secundaría en α-hélice: Dos segmentos en la cadena A entre los residuos Gli9-Ile10, Ser12-Glu17 y un segmento en la cadena B entre los residuos Ser 9-Gli20. La estabilidad de esta conformación es conferida por la formación de puentes de hidrógeno entre los átomos del enlace peptídico.

De acuerdo con las propiedades químicas de las cadenas laterales, los residuos de las α-hélices, poseen una orientación particular: los residuos hidrofóbicos se orientan hacia el interior, mientras que los residuos hidrofílicos se ubican hacia el exterior de la proteína, donde interaccionan con las moléculas de agua y con el receptor hormonal.

La insulina se sintetiza como una preprohormona grande que tiene una secuencia líder o péptido señal que parece ser responsable del transporte a las membranas del retículo endoplásmico donde este péptido señal es hidrolizado por una peptidasa y se forma la proinsulina. Ésta es una cadena polipeptídica de 81 aminoácidos con tres puentes disulfuro y con dos zonas específicas de hidrólisis que consisten en un doblete de aminoácidos básicos Lis-Arg y Arg-Arg.

La hidrólisis de la proinsulina a estos niveles conduce a la formación de las dos cadenas de insulina (figura 77-5). Además se forman cantidades equimolares de péptido C. Los puentes disulfuro no son afectados por el procesamiento.

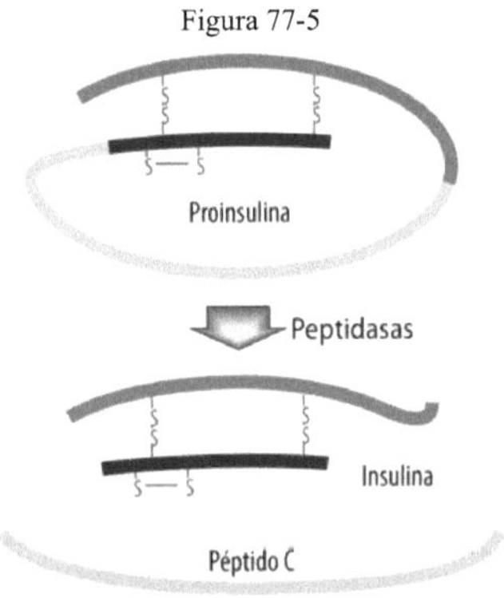

Figura 77-5

La conversión de proinsulina en insulina y péptido C puede transcurrir en varios pasos e implica la actuación de las proconvertasas PC 1/3 y PC2 y a la carboxipeptidasa H (CPH) siguiendo una de las dos vías siguientes:

$$\text{Proinsulina} \xrightarrow[PC1\ (Arg/Arg)]{32\text{-}33} \text{split proinsulina} \xrightarrow{CPH} \text{des-31,32 proinsulina} \xrightarrow[PC2\ (Lis/Arg)+CPH]{} \text{Insulina + Pept C}$$

La PC1 corta la proinsulina a la altura de los aminoácidos Arg/Arg, en seguida la CPH libera ambos aminoácidos quedando des-31,32 proinsulina. Sobre ésta actúan simultáneamente PC2 (corta a la altura de aa Lis/Arg) y CPH que libera Lis/Arg. El resultado es insulina + péptido C.

$$\text{Proinsulina} \xrightarrow[PC2\ (Lis/Arg)]{65\text{-}66} \text{split proinsulina} \xrightarrow{CPH} \text{des-64,65 proinsulina} \xrightarrow[PC1\ (Arg/Arg)+CPH]{} \text{Insulina + Pept C}$$

En este caso actúa primero CP2 y se invierte el orden de liberación de aminoácidos. La PC1/3 actúa preferentemente sobre el extremo C terminal de la cadena B rompiendo su unión con el péptido C, mientras que PC 2 actúa rompiendo la unión entre el extremo C terminal del péptido C y la cadena A. En el procesamiento es factible tener los siguientes defectos:

- Mutación de los genes que codifican los enzimas PC1 o PC2.
- Defecto de la coordinación de expresión de PC1.
- Defecto postraducional (*targeting*).

- Aumento de demandas secretoras: rápida exocitosis de insulina no da tiempo al procesamiento.

Se han detectado anomalías genéticas que se caracterizan por la incapacidad de convertir la proinsulina a insulina, anomalías que tienen un carácter autosomal dominante. La intolerancia a la glucosa de estos pacientes es moderada.

De igual forma, en algunas familias aisladas se ha observado la producción de una insulina mutada, que se fija al receptor insulínico de una forma defectuosa ocasionando un metabolismo anormal de la glucosa, aunque a veces éste puede ser prácticamente normal. La insulina y el péptido C se almacenan en cantidades equimolares en los gránulos de secreción. Cuando llega un estímulo apropiado los gránulos se fusionan con la membrana plasmática liberando a la circulación cantidades equimolares de insulina y péptido C.

Se pueden liberar también pequeñas cantidades de proinsulina, en condiciones normales no más de un 5% pero en ciertas situaciones, por ejemplo tumores de las células de los islotes se libera en cantidades mayores de las usuales.

Aunque la secreción de insulina es controlada por una serie compleja de señales nerviosas (neurotransmisores), hormonales (hormonas gastrointestinales) y nutricionales (figura 77-6), la glucosa está considerada como la primera señal reguladora de la secreción de insulina.

La secreción de insulina estimulada por glucosa requiere que el azúcar sea metabolizada generando una serie de señales metabólicas en la célula B. La concentración límite de glucosa para la secreción de insulina es de 80 a 100 mg% que corresponde a los niveles de glucosa plasmática en el ayuno; la máxima respuesta es obtenida a concentraciones de glucosa de 300 a 500 mg%.

Figura 77-6

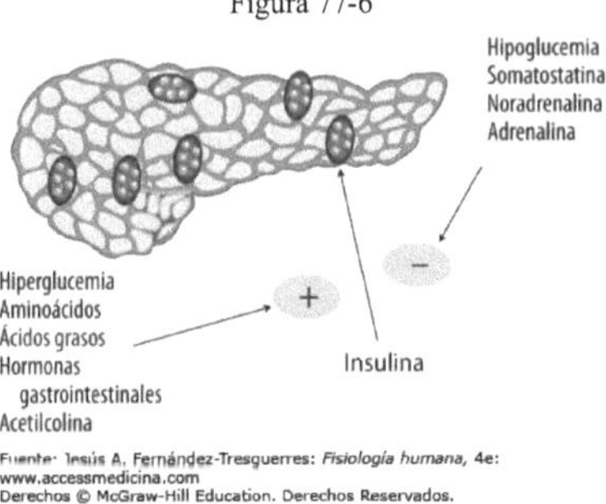

Fuente: Jesús A. Fernández-Tresguerres: *Fisiología humana*, 4e:
www.accessmedicina.com
Derechos © McGraw-Hill Education. Derechos Reservados.

La secuencia exacta de acontecimientos implicados en la estimulación de la secreción de insulina no ha sido del todo identificada, pero en general son aceptadas una serie de premisas: transporte de glucosa al interior de la célula B y, ya en el interior de la célula, su fosforilación a glucosa 6 fosfato (G6P). El transporte de glucosa hacia el interior de las células depende de la presencia en la membrana celular, de moléculas transportadoras de la misma. Hasta la fecha se han descrito dos grandes tipos de transportadores: Dependientes del sodio: los cuales están presentes, sobre todo, en las células del intestino y el riñón; su principal característica es la de transportar glucosa contra un gradiente de concentración, en virtud de un mecanismo de transporte activo.

Transportadores GLUT: es una gran familia de transportadores que comprende al menos cinco tipos diferentes de proteínas (GLUT 1 a GLUT 6), que movilizan la glucosa mediante procesos de difusión facilitada y tienen una amplia distribución en los tejidos. Una característica estructural común de todos los transportadores GLUT es que todos ellos contienen 12 dominios hidrófobos transmembrana. De estas moléculas, la más importante en la homeostasis de la glucosa es la proteína GLUT-4, pues no sólo es la principal molécula con capacidad para responder a la insulina, sino que, a diferencia de los demás transportadores de glucosa que se encuentran en la superficie de las células todo el tiempo, el GLUT 4 es almacenado en el interior de las células y en presencia de insulina se incrementa su translocación a la membrana celular.

Los distintos transportadores de glucosa se distribuyen de forma diferente en los distintos tejidos. Además diferentes tejidos poseen diferentes combinaciones de transportadores, lo que hace que cada tejido presente unas características distintas del transporte de glucosa. Muchas células tienen transportadores con baja Km que equilibran con rapidez la glucosa a través de la membrana plasmática. Estos transportadores se encuentran acoplados funcionalmente a una hexoquinasa (HK), también de baja Km, que fosforila rápidamente la glucosa a glucosa 6 fosfato (G6P). En otros casos, sobre todo en ciertas condiciones metabólicas como el ayuno, pueden funcionar transportadores de alta Km, acoplados a una HK de Km alta regulable, o a la glucoquinasa (GK) en hígado e islotes de Langerhans.

De los seis transportadores el GLUT 1 y el GLUT 3 se encuentran en la superficie de las células todo el tiempo; el GLUT 4 se almacena en citoplasma en ausencia de insulina y responde a la insulina desplazándose a la membrana de las células (los eritrocitos no responden a insulina porque sólo tienen GLUT 1).

Los distintos tejidos pueden expresar distintos transportadores. Además, muchas células pueden cambiar la expresión de transportadores según las circunstancias; por ejemplo, en situaciones de ayuno, el hígado aumenta la expresión de GLUT 1 y GLUT 3. En algunos modelos de diabetes puede disminuir el número de transportadores, mientras que en los insulinomas se ha descrito un aumento de GLUT 1 y GLUT 3. Estas diferencias en las proteínas de transporte reflejan la diferente función del metabolismo de la glucosa en los distintos tejidos. En la mayoría de las células, la velocidad de transporte de la glucosa a través de la membrana celular no es un paso limitante de la velocidad del metabolismo de la glucosa; sin embargo, en varios tejidos, la velocidad del transporte puede ser limitante cuando la concentración de glucosa en suero es baja o cuando la concentración baja de insulina indica la ausencia de glucosa en la dieta. En estas condiciones, el sistema nervioso central se vuelve el más importante consumidor de glucosa sanguínea, mientras que los otros tejidos utilizan de manera preferente ácidos grasos como fuente de energía.

En las células β el transportador más importante parece ser el GLUT 2, que se localiza de preferencia en las zonas de membrana cercanas a las células endocrinas. Como ya se indicó, el GLUT 2 se asocia a una GK formando parte de lo que se podría denominar sistema sensor de glucosa. Este sistema GLUT2/GK podría ser regulado de forma independiente por glucosa e insulina, probablemente regulando la asociación de la GK con los gránulos secretores y la actividad de la enzima dentro de la célula β. La entrada de glucosa en la célula B provoca una despolarización en la membrana celular, que desencadena una serie de acontecimientos que finalizan con la exocitosis de los gránulos de insulina.

El aumento de la concentración de glucosa dentro de la célula B conduce a una despolarización de la membrana y a la entrada de calcio del espacio extracelular. En ausencia de un estímulo metabólico, las células B permanecen eléctricamente silentes, con un potencial de reposo de −70 mV, debido a que, en reposo, la conductancia para el ion potasio es bastante elevada. Cuando la glucosa estimula la célula B se reduce la conductancia para el potasio, que viene regulada por los canales de potasio dependientes de ATP. La membrana se despolariza, esto provoca la apertura de los canales de calcio dependientes de voltaje (VDCC, del inglés *voltage-dependent calcium channels*), lo que favorece una entrada masiva de calcio, que desencadenará la exocitosis de insulina (figura 77-7). Finalmente, los canales de potasio dependientes de voltaje se abren, recuperando así el potencial de membrana a su estado basal y cerrando, por tanto, los canales de calcio, con el consiguiente cese de la liberación de insulina. El mecanismo por el que la glucosa induce esta despolarización no está claro pero podría ser el resultado del metabolismo de la glucosa, de la modificación de la relación ATP/ADP, etc. Además, el aumento de los niveles de glucosa en la célula B podría también activar mecanismos independientes de calcio que participen en la secreción de insulina. Además ha sido identificada la presencia de una proteína cinasa dependiente de AMP en las células β.

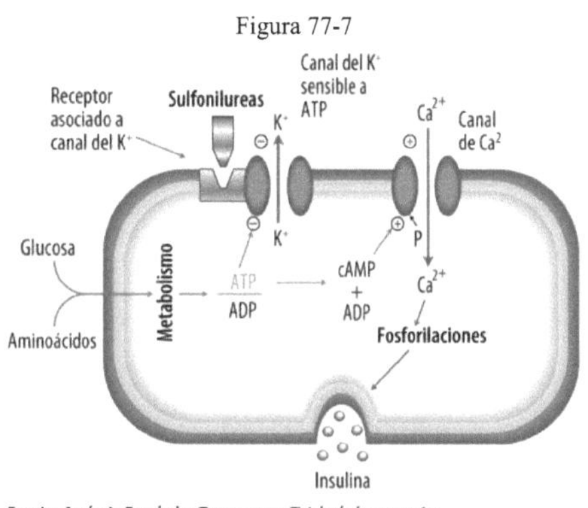

Cambios en la actividad de esta cinasa son importantes para la regulación del gen piruvato cinasa y puede participar en la regulación del promotor de la preproinsulina.

La insulina está contenida en gránulos de secreción y es liberada tras la fusión de la membrana de éstos con la membrana plasmática. Este proceso es desencadenado por el aumento de la concentración de calcio intracelular. Los gránulos de insulina son similares a las vesículas secretoras de otros tipos celulares, y existen dentro de las células en diferentes grupos que podríamos clasificar en:

- Reserva intracelular: 90% de los gránulos.
- Grupo anclado a la membrana (*docked*): casi un 10%.
- Grupo listo para liberarse (RRP, del inglés *readily releasable pool*): está químicamente cebado a la membrana (*primed*). Este grupo varía

entre un 0.3 y un 2.2%. De hecho, el tamaño de este grupo es lo que determina la magnitud de la respuesta secretora inicial.

La primera fase de la exocitosis puede ser provocada por cualquier estímulo que genere un aumento del calcio intracelular, lo que provocaría la liberación de los gránulos ya cebados y de los anclados a membrana (que son los que reponen el grupo RRP). Sin embargo, la segunda fase de la liberación, la fase sostenida, que depende de la movilización de las vesículas desde el interior celular y de su anclaje a la membrana, tan sólo puede ser desencadenada por secretagogos metabolizables. Esto significa que las señales derivadas de la glucosa son necesarias para amplificar y mantener la secreción de insulina, ya que promueven la movilización y el cebado de los gránulos desde el grupo de reserva.

Tras su síntesis en el retículo endoplásmico, la insulina es procesada hasta alcanzar su forma biológicamente activa y es almacenada en los gránulos de secreción hasta el momento de ser liberada. Una célula B contiene cerca de 10 000 gránulos de secreción, que son liberados al exterior celular de una manera dependiente de los niveles intracelulares de calcio y con una tasa de liberación que varía según la fase de la secreción en la que se encuentre la célula B. Durante la primera fase de la secreción son exocitados aproximadamente entre 40 y 100 gránulos de los que se encuentran en el grupo RRP. En el pico máximo de esta primera fase la tasa de liberación es de un gránulo cada tres segundos. Sin embargo, durante la segunda fase, la fase sostenida, la tasa de liberación es de uno cada 10 segundos. Los gránulos que pertenecen al grupo de los RRP pueden ser liberados sin ningún tipo de modificación tras la estimulación y son los que formarían el componente rápido de liberación. Pero la mayoría de los gránulos (95 a 99%) pertenece al grupo de los gránulos no liberables, que necesitan una serie de reacciones dependientes de ATP, de Ca^{2+}, del tiempo y de la temperatura para ser aptos para su liberación. Estos procesos necesitan de la formación de complejos SNARE.

El grupo de moléculas que pertenecen a las proteínas SNARE son importantes en la fusión de la membrana. Estas proteínas se asocian para formar complejos que unen las vesículas secretoras a la membrana plasmática, de manera que a la larga pueden fusionarse e incluirse en la propia membrana.

Existen proteínas SNARE tanto en las vesículas (v-SNARE), como en la membrana plasmática (t-SNARE; *target*, blanco). El complejo lo forman, la sintaxina y SNAP-25 (*synaptosomal-associated protein-25*, proteína asociada al sinaptosoma-25) de la membrana plasmática (proteínas t-SNARE) y la proteína VAMP-2 (*vesicle-associated membrane protein-2*, proteína asociada a la membrana vesicular-2) (también conocida como sinaptobrevina) de las vesículas de secreción (proteína v-SNARE) (figura 77-10).

Las proteínas SNARE facilitan la exocitosis atrayendo la membrana vesicular hacia la membrana plasmática de manera parecida a una cremallera. Las tres proteínas se asocian mediante interacciones *coiled-coil*, formando un complejo extraordinariamente estable.

Las proteínas SNARE, además, también se encargan de que la entrada de calcio esté restringida a las zonas de la membrana plasmática que estén en contacto con los gránulos secretores.

El *loop* que se encuentra entre los fragmentos II y III de los canales de calcio de tipo L se une a la sintaxina, a SNAP-25 y a la sinaptotagmina, de manera que ancla el canal de calcio al gránulo secretor (figura 77-8). Gracias a esta unión, el grupo RRP está expuesto a los altos niveles de calcio que existen justo en la entrada del canal de calcio, de manera que la exocitosis de insulina se convierte en un "todo o nada", en función de si los canales están, o no, abiertos.

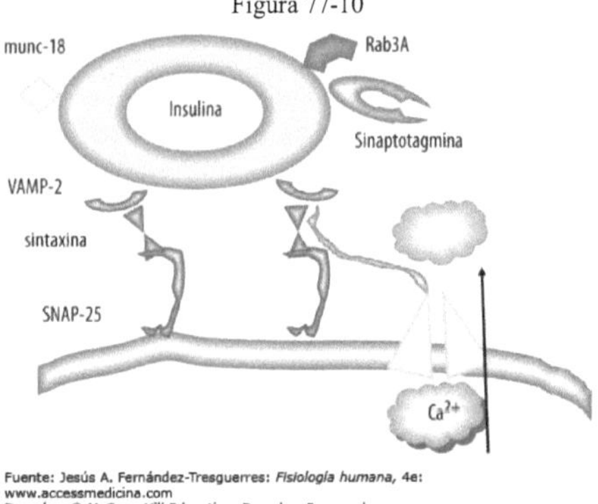

Fuente: Jesús A. Fernández-Tresguerres: *Fisiología humana*, 4e: www.accessmedicina.com
Derechos © McGraw-Hill Education. Derechos Reservados.

Aun así, las proteínas SNARE no son suficientes para justificar la rápida exocitosis dependiente de la concentración intracelular de calcio. La sinaptotagmina se ha propuesto como el sensor de calcio en la fusión vesicular. Los 13 miembros de la familia de las sinaptotagminas poseen dos sitios de unión de calcio: C2A y C2B. En la célula B, se ha propuesto que están implicadas en la exocitosis de los gránulos de secreción las sinaptotagminas V y VII, que poseen una gran afinidad por el calcio, de manera que pequeños aumentos en la concentración de este ion son capaces de desencadenar la exocitosis. También existen otras moléculas como Rab3A (proteínas de unión a GTP), que ejercen una acción negativa sobre la exocitosis de las vesículas en respuesta a un aumento de la concentración de calcio, es decir, que limitan la liberación de insulina. De igual manera, proteínas como munc-18 también intervienen en el proceso exocitótico impidiendo la unión entre la sintaxina y SNAP-25, contribuyendo así al control de la liberación de insulina.

La mayoría de los gránulos que se sitúan en la membrana plasmática no están inmediatamente disponibles para su liberación, pero pueden estarlo en poco tiempo sin someterse a grandes desplazamientos. En alrededor de 1.5 minutos, el grupo RRP puede renovarse por completo, para lo cual es necesario un cierto gasto de energía. Por tanto, el grupo RRP es en realidad un subgrupo de los gránulos anclados a la membrana (*docked*), que tiene la característica distintiva de estar compuesto por gránulos ya cebados (*primed*). El resto de los gránulos anclados a la membrana constituye un grupo de reserva que debe ser "activado" antes de poder ser liberado. Por tanto, se podría hablar de que la liberación rápida de los gránulos (que podría asociarse con la primera fase de la secreción) puede ser debida a la exocitosis de los gránulos anclados y cebados, y de que la liberación lenta (que se asociaría a la segunda fase de la secreción de insulina) podría deberse a la liberación de los gránulos que se encuentran cerca de la membrana, pero que deben ser cebados antes de su exocitosis. La liberación sostenida a lo largo del tiempo requiere en último término la translocación física de los gránulos a las zonas de liberación. Los movimientos de los gránulos que se encuentran en el interior celular se pueden clasificar en dos clases:

- Movimientos lentos. Son movimientos de difusión, aparentemente sin dirección establecida.
- Saltos rápidos y directos. Ocurren con mayor frecuencia durante la estimulación con glucosa. Están mediados por quinesina, un tipo de proteína motora que utiliza la hidrólisis del ATP, sintetizado a partir de glucosa, para mover los gránulos de secreción a lo largo de los microtúbulos que forman el citoesqueleto. De esta manera, se repondría el grupo RRP para mantener la secreción de insulina en el tiempo.

Por tanto, el grupo RRP sería el responsable de la primera fase de la secreción de insulina estimulada por glucosa. Pero tras la descarga de los gránulos, es necesaria una translocación desde el *pool* de reserva. Esto ocurre a una velocidad mayor que la velocidad de exocitosis en la segunda fase de la secreción, por lo que se puede afirmar que la tasa de liberación de insulina durante la segunda fase viene determinada por la tasa de cebado de los gránulos, que es lo que en realidad limita la exocitosis. La insulina es una hormona peptídica, y como todas las hormonas peptídicas para ejercer sus acciones debe unirse a un receptor de membrana en las células diana, lo que conduce la generación de segundos mensajeros. Como muchos otros receptores, el receptor de insulina se encuentra en la membrana plasmática y está constituido por dos subunidades α y dos subunidades β unidas por puentes disulfuro. Las subunidades α son completamente extracelulares y en ellas reside la zona de unión de la insulina, mientras que las subunidades β atraviesan la membrana plasmática, con su extremo C terminal en el interior de la célula. En esta región C terminal hay una actividad quinasa que se estimula por la unión de la insulina a la zona extracelular del receptor. La unión de la insulina al receptor induce cambios conformacionales y autofosforilaciones de residuos de tirosina (Tir) localizados en la región citoplásmica del receptor; esto da como resultado la activación de una actividad Tir-cinasa que puede fosforilar residuos de Tir en el citoplasma de las células diana transmitiendo así la señal al interior de la célula. El resultado neto de estas fosforilaciones incluye una serie de efectos metabólicos a corto plazo. Sobre el metabolismo de los hidratos de carbono estimula la captación y utilización intracelular de glucosa. En la glucólisis induce un aumento de las enzimas clave de la vía: glucocinasa (GK), fosfofructocinasa (PFK) y piruvato cinasa (PK) (figura 77-9). Sobre la glucocinasa, estimula su inducción a nivel genético; sobre la fosfofructocinasa, la insulina a través de la activación de una fosfatasa específica favorece el aumento de los niveles del efector positivo fructosa 2,6 bifosfato. La piruvato cinasa es fuertemente activada por la fructosa 1,6 bifosfato, así su regulación está ligada a la de la fosfofructocinasa y, por tanto, las condiciones que favorecen un flujo mayor a través de la fosfofructocinasa activan a la piruvato cinasa. Además en el hígado, la enzima hepática está sujeta a modulación covalente, siendo activa la forma

defosforilada que se favorece por la correspondiente fosfatasa específica
que es activada por insulina.

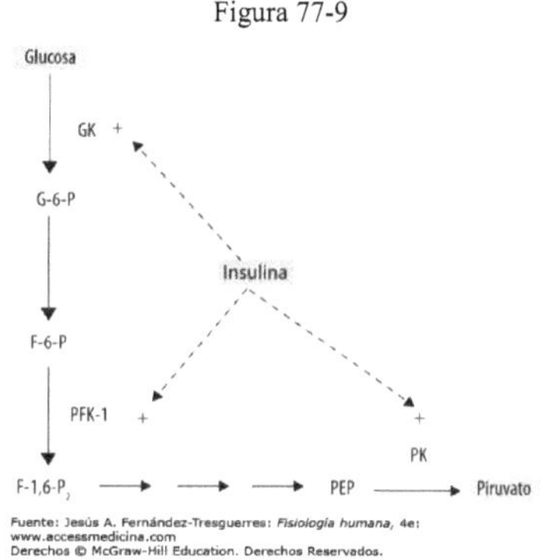

Figura 77-9

En hígado y músculo la glucosa-6-P puede isomerizarse a glucosa-1-P e
incorporarse al glucógeno por acción de la glucógeno sintasa que también
es activada por insulina que favorece la forma desfosforilada de la enzima.
La acción neta de la insulina es disminuir los niveles de glucosa en sangre.
Sobre el metabolismo de lípidos tiene un efecto lipogénico favoreciendo su
síntesis (figura 77-10). Activa a la piruvato deshidrogenasa y a la acetil CoA
carboxilasa. Además la insulina es un potente inhibidor de la lipólisis
ejerciendo así un efecto anabólico indirecto.

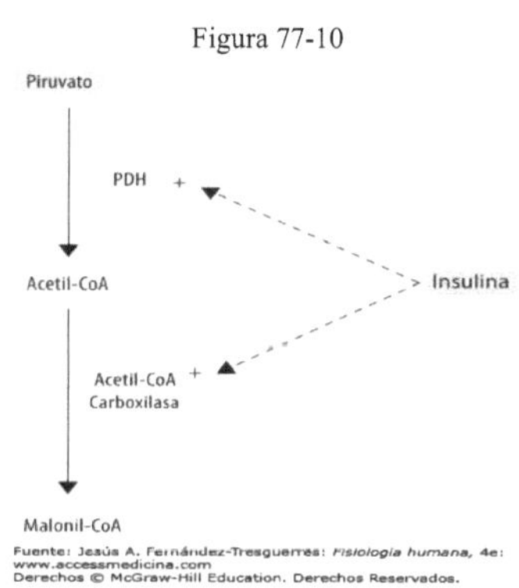

Figura 77-10

Sobre las proteínas también tiene un efecto anabólico, estimulando su síntesis y retardando su degradación. Quizá estos efectos son ejercidos regulando la transcripción de RNA mensajeros específicos. La insulina ejerce también efectos a largo plazo, también mediados por activación de una tirosina cinasa. Aunque en un principio se pensó que los efectos de la insulina no eran mediados por mensajeros, en la actualidad se piensa que sí es posible. Probablemente el receptor se acopla a una fosfolipasa C específica que cataliza la hidrólisis de glucosil fosfatidil inositol (GPI) en la membrana plasmática liberando inositol fosfoglucano (IPG) que puede actuar como segundo mensajero activando proteinfosfatasas que defosforilen enzimas específicas de las vías metabólicas. Por otra parte la actividad tirosina cinasa puede fosforilar proteínas intracelulares que serían responsables de los efectos a largo plazo. El receptor fosforila distintos sustratos intracelulares incluyendo la proteína IRS-1 (substrato 1 del receptor de insulina) y proteínas SHC, que después de ser fosforiladas pueden asociarse a otras proteínas, p85, syp, o Grb2. La formación del complejo IRS-1-p85 activa a la PI3 cinasa que puede inducir mitogénesis o el movimiento del transportador de glucosa (GLUT 4) a la superficie de la célula, aumentando la utilización de glucosa (figura 77-11).

Figura 77-11

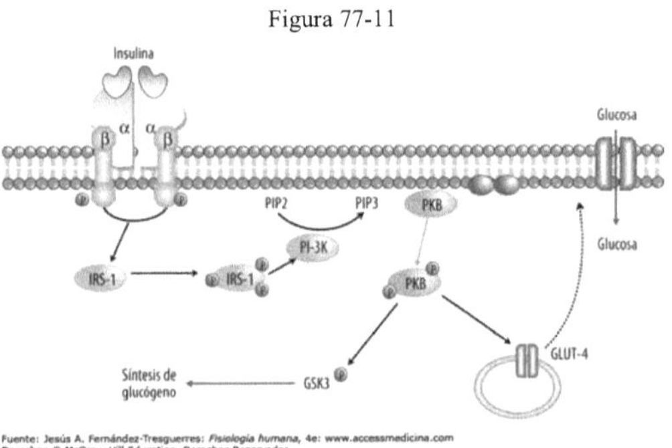

El complejo SHC-Grb2 estimula la unión de GTP a ras, induciendo una cascada de fosforilaciones y defosforilaciones en las que intervienen el protooncogén raf, MEK, MAPK lo que puede traducirse en efectos a largo plazo (figura 77-12).

Figura 77-12

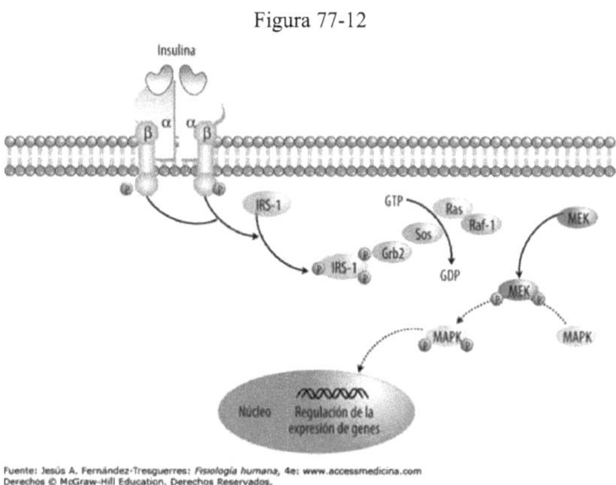

Fuente: Jesús A. Fernández-Tresguerres: *Fisiología humana*, 4e: www.accessmedicina.com
Derechos © McGraw-Hill Education. Derechos Reservados.

La insulina desempeña una función central en el control del metabolismo intermediario. La insulina controla el consumo y la movilización de compuestos energéticos en el estado posprandial, gracias a sus diversos efectos sobre las células sensibles a la hormona. Su efecto central es permitir la entrada de glucosa a las células, en particular del hígado, tejido graso y músculo, para su utilización, ya sea en la vía oxidativa, en la cual da lugar a energía, agua y dióxido de carbono, o no oxidativa, en la que la glucosa es almacenada como glucógeno hepático o muscular.

Durante los periodos de ayuno el hígado libera grandes cantidades de glucosa, independientemente de la presencia de insulina, pero después de una comida, la absorción intestinal de carbohidratos hace que las concentraciones de glucosa en sangre aumenten con rapidez y esto estimula la secreción pancreática de insulina. Gracias a la actividad hormonal, los adipocitos, las células musculares y los hepatocitos captan la glucosa sanguínea y al mismo tiempo, se inhibe la secreción de glucagón, de modo que disminuye la liberación hepática de glucosa.

La insulina ejerce un papel anabólico o ahorrativo. Aumenta la captación de sustratos combustibles por las células, el almacenamiento de moléculas almacenadoras de energía (TG y glucógeno) y la biosíntesis de macromoléculas (ácidos nucleicos y proteínas). Los efectos específicos consisten en un aumento de la captación de glucosa, activación de la glucólisis y disminución de la gluconeogénesis, aumento de la síntesis de ácidos grasos y triacilglicéridos (TG), aumento de la síntesis de glucógeno y disminución de su degradación, y aumento de la captación de aminoácidos con la consiguiente activación de la síntesis de proteínas.

En presencia de insulina se activan al menos cuatro diferentes sistemas de transporte de aminoácidos, por lo que favorece el transporte de aminoácidos al interior de las células (hepatocitos, células del músculo esquelético y fibroblastos), estimulando de manera indirecta la síntesis de proteínas. Disminuye la actividad lisosomal, disminuyendo el catabolismo intracelular de las proteínas en las células musculares y hepáticas.

En resumen, la insulina tiene efecto no sólo sobre el metabolismo de los hidratos de carbono, sino también sobre el metabolismo de lípidos y proteínas. En consecuencia las alteraciones en la producción de insulina pueden tener efectos devastadores en la mayoría de los órganos y tejidos; considere a continuación algunos de ellos.

1) En el hígado.

   Uno de los principales efectos a nivel hepático de la insulina es promover la captación de glucosa y el almacenamiento en forma de glucógeno. Esto comprende varias etapas simultáneas:

   - La insulina inactiva a la fosforilasa hepática, principal enzima que degrada glucógeno a glucosa.
   - Facilita la entrada de glucosa a los hepatocitos por aumento de la actividad de la glucocinasa.

- Promueve la síntesis de glucógeno por inducción de la glucógeno sintetasa.
- Inhibición de la glucosa-6-fosfatasa.

Además aumenta la síntesis de ácidos grasos y triacilgliceroles e inhibe la gluconeogénesis.

2) En el músculo.

El músculo en condiciones de reposo no depende de glucosa para obtener energía, sino de los ácidos grasos. Sin embargo, existen dos situaciones en las cuales el músculo utiliza grandes cantidades de glucosa. Una de ellas es el ejercicio moderado o intenso, en donde las fibras musculares se hacen naturalmente permeables a la glucosa incluso en ausencia de insulina; la segunda es a las pocas horas de una gran ingesta de hidratos de carbono, donde la concentración de insulina es suficientemente elevada para producir un rápido ingreso de glucosa al miocito. Si el músculo no se está ejercitando y éste se encuentra bajo la acción de la insulina, ésta produce el almacenamiento de glucosa como glucógeno que es especialmente útil para periodos cortos de gran consumo de energía. En síntesis cabe decir que, en los efectos de la insulina sobre el metabolismo de hidratos de carbono en el músculo, son la captación de glucosa en altas concentraciones y su almacenamiento como glucógeno.

En el músculo, la insulina aumenta también la captación de aminoácidos con la consiguiente activación de la síntesis de proteínas musculares y la inhibición de la degradación proteica. Para ello activa la captación intestinal de aminoácidos, aumenta todos los mecanismos que estimulan la incorporación de aminoácidos dentro de la célula y estimula todos los factores implicados en la síntesis proteica; además estimula la fosforilación de la proteína L6 ribosómica y estimula la síntesis de ribosomas, al tiempo que inhibe la actividad de los lisosomas que producen degradación proteica.

3) En el tejido adiposo.

El tejido adiposo está constituido por células (adipocitos) especializadas en la reesterificación de los ácidos grasos (que almacenan como triacilgliceroles en el citosol) y en la movilización de estos lípidos para satisfacer la demanda energética de las células de otros órganos y tejidos. La insulina favorece el almacenamiento de grasas activando todos los pasos que comprende la lipogénesis, es decir, aumento de la síntesis de ácidos grasos y triacilgliceroles, así como aumento de la captación de glucosa (favorece la expresión de GLUT 4). Para ello aumenta la actividad lipoproteínlipasa, que estimula la absorción intestinal de ácidos grasos, y la ácido graso sintasa. Además inhibe la actividad lipasa que hidroliza las grasas del tejido adiposo y que es aumentada por el glucagon, corticoides y la adrenalina.

4) En el metabolismo de iones.

La insulina incrementa la permeabilidad de muchas células al potasio, magnesio y a los iones fósforo. El efecto sobre el potasio es clínicamente importante. Activa la ATPasa Na-K$^+$ en muchas células aumentando la captación de potasio a su interior que puede conducir a una hipopotasemia asociada al aumento de K$^+$ intracelular, que puede ser mortal al producir incluso parada cardíaca en sístole.

Bajo ciertas condiciones, la inyección de insulina puede matar a pacientes a causa de su capacidad de suprimir las concentraciones plasmáticas de potasio.

En la secreción de insulina es factible observar defectos en 1) ausencia de secreción (diabetes tipo 1) o 2) fallos en la secreción + resistencia periférica (diabetes tipo 2). Los fallos en secreción llegan a ocurrir en cualesquiera de los niveles ya explicados.

- Mutación en el receptor GLUT-2.

- Mutaciones en el DNA mitocondrial que genera fallos en las siguientes enzimas:

  Glucocinasa (17 mutaciones) $\rightarrow$ responsable del 5 a 6% de la diabetes MODY

  Glucosa-6-fosfatasa

  FAD- glucosa-6-fosfato deshidrogenasa

- Mutación en el tRNA mitocondrial que codifica para leucina, produce problemas en la generación de ATP y está relacionado con el MELAS: síndrome caracterizado por mutación RNA mitocondrial, encefalopatía, acidosis láctica y sordera.

- Mutación en los canales de K^+ ATP dependientes.

- Fallos en la modulación del Ca^{2+} intracelular y proteínas contráctiles.

La diabetes mellitus es un desorden metabólico crónico, caracterizado por niveles persistentemente elevados de glucosa en sangre, como consecuencia de una alteración en la secreción y/o acción de la insulina que afecta además al metabolismo del resto de los hidratos de carbono, lípidos y proteínas. Se puede definir como un complejo de trastornos metabólicos resultantes de alteraciones en la secreción pancreática de insulina, en la respuesta periférica a la misma o en ambas, lo que conduce a un síndrome caracterizado por hiperglucemia crónica. El desarrollo de alteraciones del metabolismo de la glucosa está relacionado bien sea con la deficiencia de la acción insulínica, de la secreción de dicha hormona o aparece por efecto de la combinación de las dos. La disminución de la secreción de insulina obedece a diversas condiciones, por ejemplo, la reducción de la masa total de células β (en caso de la extracción quirúrgica del páncreas o a consecuencia de una pancreatitis aguda) o a consecuencia de la destrucción autoinmune de dichas células. De manera adicional, algunos defectos genéticos del metabolismo de la célula B también pueden traducirse en una deficiente secreción de la insulina en respuesta a estímulos fisiológicos.

Hasta el momento se han postulado varias clasificaciones de la diabetes, la última de las cuales fue emitida por un comité de expertos internacionales reunidos por la Asociación Estadounidense de Diabetes (ADA, del inglés *American Diabetes Association*), cuyos miembros clasificaron la enfermedad con base en la etiología de esta:

- Diabetes mellitus tipo 1 cuya prevalencia se estima en 2% de la población (supone el 5 a 10% de los casos de diabetes) e incluye los antes denominados diabetes mellitus insulinodependiente (DMID), diabetes de tipo 1 o diabetes juvenil. Se incluye en este grupo a sujetos con destrucción autoinmune de las células β y sujetos con diabetes idiopática.

- Diabetes mellitus tipo 2 afecta a 90 a 95% de los diabéticos y coincide con los previamente denominados no insulinodependientes, diabetes tipo 2 o diabetes del adulto. Su prevalencia total se estima en 6% de la población y aumenta de manera significativa en relación con la edad (alcanza cifras entre 10 a 15% en la población mayor de 65 años, y 20% si se consideran sólo a los mayores de 80 años). En los casos de diabetes tipo 2 puede predominar la resistencia de los tejidos periféricos a la acción de la hormona con una deficiencia relativa de la secreción de insulina o bien predominar el déficit de secreción con resistencia a la insulina.

- Diabetes mellitus gestacional (DMG).

- Otros tipos de diabetes.

La mayoría de los casos corresponde a las dos primeras categorías: diabetes mellitus tipo 1 y tipo 2.

La diabetes mellitus tipo 1 se relaciona con un déficit de insulina, debido a la destrucción de las células β del páncreas por procesos autoinmunes o idiopáticos. En ella, las células B del páncreas no producen o producen poca insulina. El elemento desencadenante es la destrucción autoinmune progresiva de las células β, pero los hechos que desencadenan esa destrucción celular aún no se han comprendido completamente. Se sabe que varios autoantígenos pueden desencadenar la autoinmunidad específica contra las células B. Entre estos autoantígenos se encuentran el sialoglucolípido (no es específico de célula B), un antígeno de 38 kDa (localizado en las vesículas secretoras), el transportador de glucosa GLUT-2, un antígeno de 52 kDa (parecido a una molécula del virus de la rubéola), otro antígeno de 150 kDa (asociado a la membrana de las células B), la carboxipeptidasa H (se encuentra dentro de las vesículas secretoras de insulina), la proteína hsp 65, posiblemente la albúmina de suero bovino (BSA, del inglés *bovine serum albumin*), las proteínas ICA12/ICA512 (también conocido como IA2) (identificadas dentro del islote), el receptor de insulina, la propia insulina (el único autoantígeno específico de células B) o el GAD 65 (descarboxilasa del ácido glutámico; identificada en las células B de los islotes).

Además, el desarrollo de la diabetes mellitus tipo 1 se puede asociar también a ciertos factores ambientales, que combinados con los factores genéticos que hacen susceptibles a determinados individuos. Existe una hipótesis que postula que en estos sujetos predispuestos genéticamente, el punto crítico sería la infección con un virus o un microorganismo que dispararía la respuesta inmune frente a un antígeno que no es propio, pero que contiene una secuencia peptídica homóloga a un antígeno propio, activando así el proceso autoinmune.

Existe una cantidad significativa de autoantígenos identificados, de entre los cuales es factible decir que los principales son los siguientes:

GAD65. Es la isoforma de 65 kDa de la descarboxilasa de ácido glutámico. Está localizada en neuronas y también en islotes.

IA-2. Pertenece a la familia de proteínas transmembrana tirosina-fosfatasa. Se trata de una proteína transmembrana que se encuentra en las vesículas secretoras de células tanto endocrinas como neuronales. En diversos estudios se ha evidenciado que su función probablemente esté relacionada con la secreción de insulina.

Insulina. Los autoanticuerpos frente a insulina están entre los primeros que aparecen en el estado prediabético y es un hallazgo clínico que a menudo está presente en niños de corta edad.

Este tipo de diabetes afecta sólo al 10 a 20% de la población diabética total, y por lo general se inicia en la niñez o adolescencia. Las características de la diabetes tipo 1 incluyen inicio abrupto, dependencia de insulina y tendencia a cetoacidosis. Los signos y síntomas incluyen polidipsia, polifagia, poliuria, pérdida rápida de peso, hiperventilación, visión borrosa, confusión mental y posible pérdida de la conciencia.

Cuando no hay insulina para hacer entrar glucosa a las células, o cuando la insulina no está funcionando para hacer pasar glucosa a través de los receptores, las células no pueden obtener combustible y no se alimentan. Este hecho estimula al cerebro para enviar un mensaje de "hambre" resultando así en polifagia o hambre excesiva. Debido a que la glucosa que debería estar alimentando las células está saliendo del cuerpo por la orina, las células no pueden producir energía, lo que llega a traducirse en una pérdida de peso porque, sin insulina, la glucosa no puede entrar a las células para alimentarlas.

Por otra parte, cuando los niveles de glucosa en sangre son muy altos se absorben cantidades elevadas de agua para su eliminación. El resultado es poliuria o cantidades excesivas de orina. Las personas que tienen exceso de glucosa en su sangre, como es el caso de la diabetes no controlada, hacen viajes frecuentes al baño. Estas personas también tienen glucosa en la orina (glucosuria).

La pérdida de agua a través de la orina estimula al cerebro para enviar un mensaje de "sed". Esto resulta en una condición llamada polidipsia o sed excesiva. Orinar en forma excesiva puede resultar en deshidratación lo que, a su vez, lleva a tener la piel seca. La visión borrosa puede ser causada por las fluctuaciones en la cantidad de glucosa en sus ojos durante periodos de deshidratación. La pérdida de agua y deshidratación lleva a un aumento gradual de somnolencia y confusión.

La diabetes mellitus tipo 2 se suele desarrollar en la etapa adulta del individuo y es la forma más común de manifestación de esta enfermedad. Es el resultado de un defecto doble: existe una inadecuada secreción de insulina por parte de las células B y existe también una resistencia a la acción de la insulina en los tejidos periféricos y en las propias células B. El principal factor de riesgo de la diabetes tipo 2 es la obesidad y llevar una vida sedentaria, pero ésta no es la causa última del desarrollo de esta enfermedad, ya que el componente genético es muy importante para predisponer al paciente a sufrir diabetes.

En la diabetes tipo 2 el defecto básico es la resistencia de los tejidos periféricos a la acción de la insulina y en menor grado, una deficiencia relativa de secreción de la hormona. La mayoría de los expertos considera que la resistencia a la insulina es el fenómeno primario, mientras que la deficiencia de la secreción aparece como resultado de la hiperglucemia sostenida y la sobreestimulación persistente de la célula B. Es el tipo de diabetes más frecuente (padecen este tipo de diabetes entre 90 y 95% de los diabéticos).

Estos individuos presentan una disregulación de las células A y B. De hecho, el primer signo de que la célula B falla, de que no funciona correctamente, es la pérdida selectiva de la primera fase de la secreción de insulina. Este defecto de secreción en la primera fase podría deberse a un problema en la preparación de los gránulos de insulina para liberarse.

La diabetes tipo 2 está asociada con defectos en el metabolismo de la glucosa (glucólisis, metabolismo oxidativo, debido a la acumulación de mutaciones mitocondriales con el paso de los años) que afectan a la generación de ATP a expensas del ADP. De igual manera, la obesidad, al aumentar crónicamente los niveles circulantes de ácidos grasos no esterificados, puede afectar a la generación de ATP, reduciendo el cierre de los canales de K^+-ATP inducido por glucosa. Si, además, la célula B es incapaz de reducir los niveles citoplásmicos del ADP, se afectará la secreción inducida por glucosa tanto en la primera fase (desencadenamiento), como en la segunda fase de amplificación de la señal. Como el defecto fundamental es la deficiente respuesta de los tejidos a la acción de la insulina, los niveles plasmáticos de la hormona pueden ser normales e incluso elevados, la hiperglucemia se desarrolla en forma gradual y el riesgo de cetonemia o cetoacidosis es bajo, ya que no se acompaña de lipólisis exagerada. En consecuencia, suele ser asintomática durante un tiempo prolongado y las primeras manifestaciones aparecen alrededor de los 40 años. Sin embargo, los trastornos metabólicos subyacentes se traducen en aumento de peso, modificación del perfil lipídico, incremento de las cifras de presión arterial y daño vascular. La resistencia a la insulina puede estar genéticamente determinada, como es el caso de los sujetos con historia familiar de esta enfermedad, o se puede presentar como resultado de un exceso de hormonas de contrarregulación (tal como sucede en los pacientes afectados de acromegalia o feocromocitoma), o bien por efecto del tratamiento con medicamentos inductores de resistencia a la insulina.

Existen diversas circunstancias en las cuales está disminuida la capacidad de la insulina para inducir sus efectos biológicos sobre el metabolismo de la glucosa. Tal es el caso de la obesidad, el envejecimiento, los trastornos endocrinos caracterizados por exceso de hormonas de contrarregulación (glucagón), algunas alteraciones genéticas y, en especial, la diabetes tipo 2. Se han postulado diversos mecanismos por los cuales puede aparecer resistencia a la insulina, que comprenden defectos prerreceptor (bien sea porque se produce una molécula de insulina anormal o por la presencia de anticuerpos contra la misma), defectos del receptor (como resultado de mutaciones específicas) o defectos posreceptor, que implican tanto las mutaciones en las moléculas transportadoras de glucosa, como la síntesis deficiente de transportadores y las alteraciones de translocación de GLUT-4.

Los defectos prerreceptor comprenden alteraciones en la estructura terciaria o cuaternaria de la molécula, unión de anticuerpos neutralizantes contra insulina y síntesis aumentada de hormonas contrarreguladoras (glucagón, hormona de crecimiento, glucocorticoides y catecolaminas).

Los defectos del receptor están relacionados con mutaciones genéticas puntuales que generan un receptor con poca afinidad por la insulina o incapaz de autofosforilarse.

En cuanto a los defectos posreceptor, cabe considerar tanto los defectos de activación de las IRS, que interviene en numerosas reacciones intracitoplasmáticas conducentes a las conocidas acciones insulínicas, como la de los transportadores de glucosa.

La resistencia a la insulina se manifiesta, sobre todo en los tejidos periféricos como el músculo y el tejido adiposo, por una baja tasa de captación y oxidación de las moléculas de glucosa. La hiperinsulinemia compensadora es precisamente el mecanismo por el cual un sujeto resistente a la insulina logra mantener una tolerancia normal a los hidratos de carbono. Cuando dicho mecanismo es insuficiente, a causa de la aparición de defectos de la secreción hormonal por parte de las células B del páncreas, sobreviene la intolerancia a los hidratos de carbono.

El glucagón es un péptido lineal de 29 aminoácidos cuya secuencia primaria está altamente conservada en todos los mamíferos. Se sintetiza al principio en forma de un precursor, el pro-glucagón. El pro-glucagón se expresa en diferentes tejidos (cerebro, páncreas, intestino) y es procesado proteolíticamente de forma de tejido dependiente, dando lugar a múltiples hormonas peptídicas.

El gen humano del pre-proglucagón, constituido por 10 kb, se localiza en el brazo largo del cromosoma 2 y está compuesto de seis exones y cinco intrones. El mRNA que codifica para el pro-glucagón es idéntico en páncreas, intestino y cerebro pero su procesamiento es característico en cada uno de estos órganos. El pre-proglucagón, tiene una masa molecular de 19.8 kDa, y consta de 180 aminoácidos, de los cuales los 20 primeros constituyen el péptido señal, y los otros 160 aminoácidos forman la molécula de pro-glucagón. Esta molécula resultante tras la eliminación del péptido señal, consta de cuatro dominios funcionales: a) polipéptido pancreático relacionado con la glicentina (GRPP), b) glucagón, c) GLP-1 y d) péptido semejante al glucagón de tipo 2 (GLP-2). El procesamiento proteolítico del pro-glucagón es dependiente de tejido y da lugar a la expresión de diferentes péptidos de manera específica (figura 77-13). peptídicas.

Figura 77-13

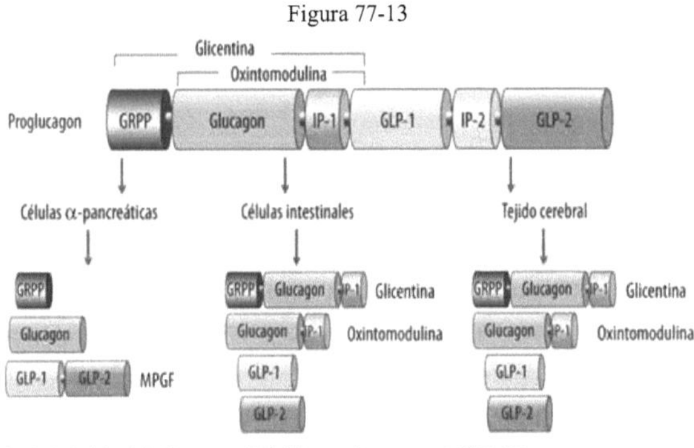

Fuente: Jesús A. Fernández-Tresguerres: *Fisiología humana*, 4e: www.accessmedicina.com
Derechos © McGraw-Hill Education. Derechos Reservados.

En *páncreas* es donde ocurre el procesamiento postraduccional del pro-glucagón concretamente, en las células A de los islotes de Langerhans, dando lugar a los siguientes péptidos: polipéptido pancreático relacionado con la glicentina (GRPP) (que comprende los residuos 1 a 30), glucagón (residuos 33 a 61) y un péptido llamado fragmento mayor del pro-glucagón (MPGF) (residuos del 72 al 158), y que engloba las secuencias del GLP-1 y del GLP-2.

Las funciones del glucagón sobre el metabolismo de los carbohidratos son opuestas a las de la insulina. Básicamente, el glucagón estimula la glucogenolisis en el hepatocito y la gluconeogénesis, siendo por tanto una hormona hiperglucemiante.

El glucagón es liberado al torrente sanguíneo por las células A de los islotes. Actúa como hormona contrarreguladora de la insulina, desempeñando una función importante en el mantenimiento de la homeostasis de la glucosa. Su papel fisiológico más importante es aumentar los niveles de glucosa en sangre. Para aumentar los niveles de glucosa, el glucagón promueve la liberación de glucosa por el hígado aumentando la glucogenolisis y la gluconeogénesis, disminuyendo la glucogenogénesis y la glucolisis. En cuanto al metabolismo lipídico, el glucagón dirige los ácidos grasos libres que entran al hepatocito hacia la α-oxidación, considerándose por este motivo una hormona cetogénica. En el tejido adiposo, estimula a la lipasa sensible a hormonas aumentando la lipolisis y el envío de ácidos grasos al hígado. En el riñón, el glucagón inhibe la reabsorción tubular de sodio. En general cabe afirmar que el glucagón es una hormona catabólica y la insulina una hormona anabólica.

La secreción de glucagón es pulsátil y puede ejercer sus efectos en pocos minutos y disiparse con rapidez. Es estimulada de preferencia por baja concentración de glucosa o por altas concentraciones de catecolaminas. El glucagón circula en el plasma en forma libre, ya que no se asocia con ninguna proteína de transporte. Su vida media es corta (unos 5 minutos) y es inactivado en el hígado. En general, las acciones del glucagón son opuestas a las de la insulina. Mientras que la insulina promueve el almacenamiento de energía, estimulando la glugenogénesis, lipogénesis y síntesis de proteínas, el glucagón causa la rápida movilización de las fuentes potenciales de energía, estimulando la glucogenolisis y la lipolisis.

Al igual que la insulina la secreción de glucagón está inter-regulada por sustratos, por el sistema nervioso autónomo, por hormonas y señales intercelulares. La concentración de la glucosa es la señal fisiológica fundamental: los niveles bajos la estimulan, mientras que la elevación de la glucosa la inhibe; este último fenómeno se describe como el "efecto supresor de la glucosa". Los aminoácidos estimulan la secreción de glucagón. Tanto el sistema vagal como el simpático y el péptido inhibidor gástrico en concentraciones fisiológicas, también son estimuladores de la liberación de glucagón.

Por posibles mecanismos paracrinos, la insulina y la somatostatina ejercen un efecto inhibidor. La falta de inhibición de la secreción de glucagón en condiciones de hiperglucemia secundarias a insuficiencia insulínica se debe a una reducción del efecto inhibitorio de la insulina, que en condiciones normales se efectúa a través del sistema venoso tipo portal y por acción paracrina.

Para ejercer sus acciones, el glucagón debe unirse a receptores específicos de membrana. El receptor de glucagón es una proteína plasmática de 63 kDa, con siete dominios transmembrana, cinco residuos de cisteína en su extremo NH_2-terminal y que está acoplado a proteínas G. Tras la unión a su receptor, el glucagón inicia sus acciones activando proteínas G. Al menos dos clases de proteínas G pueden estar implicadas en el mecanismo de transducción de señales del glucagón, Gsα y Gq.

La activación de Gsα conduce a la activación del sistema adenilatociclasa, incrementando los niveles de cAMP, y la subsecuente activación de la proteína cinasa A (PKA). La activación de Gq conduce a la activación de la fosfolipasa C, producción de inositol 1,4,5-trifosfato (IP_3), y la subsecuente liberación de calcio intracelular (figura 77-14).

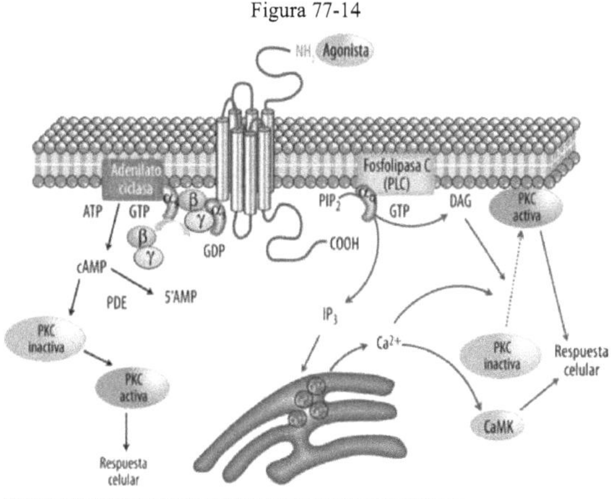

La activación de la PKA induce la fosforilación y activación de la glucógeno fosforilasa cinasa (GPLK) que, a su vez, fosforila a la glucógeno fosforilasa (GPL) activándola, lo que aumenta la velocidad de degradación del glucógeno, producción de glucosa-6-P que, por acción de la glucosa-6-fosfatasa es convertida en glucosa que puede ser liberada al torrente sanguíneo. El glucagón puede además activar a la glucosa-6-fosfatasa. Este efecto al parecer se debe, al menos parcialmente, a un aumento de la transcripción del gen por un mecanismo dependiente de PKA.

Además de aumentar la glucogenolisis, el glucagón inhibe la glucogenogénesis, regulando la actividad de la glucógeno sintetasa hepática. La glucógeno sintetasa (GS) cataliza la transferencia de residuos de glucosa desde UDP-glucosa a una cadena de glucógeno en crecimiento. Lo mismo que la GPLK y la GPL, la GS es regulada por fosforilación covalente. El glucagón induce la fosforilación de la GS inactivándola, reduciendo la síntesis de glucógeno (figura 77-15).

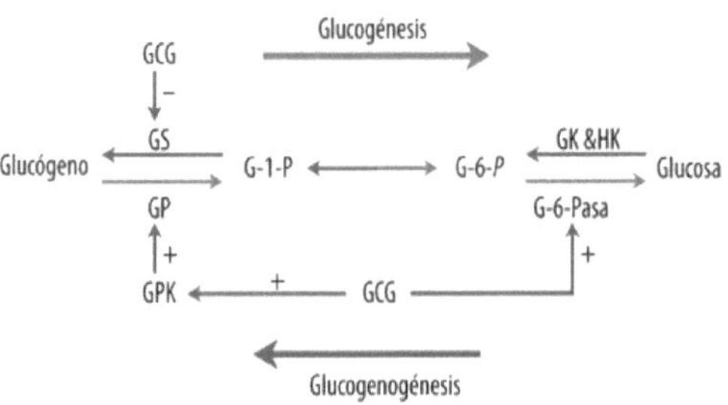

Además de sus efectos sobre el metabolismo del glucógeno, el glucagón regula los niveles de glucosa en sangre modulando el metabolismo de la glucosa, concretamente aumenta la gluconeogénesis y disminuye la glucolisis (figura 77-16). El paso limitante en la vía gluconeogénica es la conversión de oxalacetato (OAA) en fosfoenolpiruvato (PEP), catalizado por la fosfoenolpiruvato carboxicinasa (PEPCK). El glucagón aumenta la actividad de la PEPCK, probablemente aumentando la transcripción de un mRNA específico. Por otra parte, el glucagón también induce la fosforilación de la enzima bifuncional fosfofructocinasa 2/fructosa 2,6 bifosfatasa (PFK2/FBPasa-2), lo que conduce a la inhibición de la PFK2 y activación de FBpasa-2, disminuyendo los niveles de fructosa 2,6-bifosfato (F2,6-P2), regulador alostérico que inhibe la fructosa 1,6 bifosfatasa (FBpasa-1) y activa la fosfofructocinasa 1 (PFK1). La disminución de F2,6-P2 resulta en un aumento de la actividad FBpasa-1, y aumento de la gluconeogénesis. Por último, como ya se ha dicho, el glucagón aumenta la actividad de la glucosa-6-fosfatasa favoreciendo el paso de glucosa-6P a glucosa.

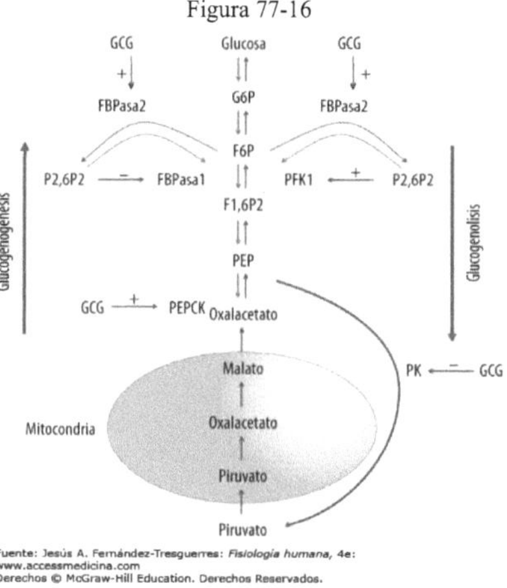

Además de aumentar la gluconeogénesis, el glucagón inhibe la glucolisis. El paso limitante de esta vía es la fosforilación de F6P a F1,6-P2, catalizado por la PFK1 que ya hemos dicho es activada alostéricamente por F2,6-P2. La disminución de los niveles de F2,6-P2 resultará en una disminución de la actividad de la PFK1 e inhibición de la glucolisis. El glucagón inhibe también a la piruvato cinasa por varios mecanismos: fosforilación vía PKA inactivándola, inhibe la transcripción del gen y aumenta la degradación del mRNA. El resultado de nuevo es una disminución de la glucolisis y un aumento de la gluconeogénesis.

Aunque el hígado es el primer tejido diana más importante para el glucagón se han identificado receptores para glucagón en otros tejidos como cerebro (se ha sugerido una posible función neuroendocrina), riñón (ayuda a mantener la homeostasis electrolítica), islotes pancreáticos (aumenta la liberación de insulina), corazón (aumenta el ritmo cardíaco) y tejido adiposo (aumenta la lipolisis).

El efecto principal del glucagón en el hígado es aumentar la concentración de AMP cíclico (cAMP) en las células hepáticas, con el consecuente aumento del grado de fosforilación de las enzimas de las vías metabólicas.

El resultado es un aumento de la glucogenolisis y una inhibición de la síntesis de glucógeno. Además, al activar a la fructosa 2,6 bifosfato el glucagón produce también la inhibición de la piruvato cinasa del hígado, causando la acumulación de fosfoenol piruvato (PEP), lo que impulsa la gluconeogénesis e inhibe la glucolisis.

El glucagón aumenta también los niveles de cAMP en el tejido adiposo, aumentando la fosforilación de la triacilglicerol lipasa, produciendo glicerol y ácidos grasos libres.

La Somatostatina desde el punto de vista estructural es un péptido cíclico de 14 aminoácidos con un puente disulfuro interno que en un principio fue aislado del hipotálamo de oveja como un factor inhibidor de la hormona de crecimiento. Después, por técnicas de inmunohistoquímica y radioinmunoensayo se detectó la presencia de somatostatina en otras partes del tejido nervioso distintas del hipotálamo, así como en células endocrinas o *endocrin-like*. La primera forma activa de somatostatina aislada fue la somatostatina 14 (SS-14). Más tarde se conoció la existencia de toda una familia de péptidos de manera estructural relacionados que incluían el tetradecapéptido descrito en un inicio (SS-14), una somatostatina de 28 aminoácidos (SS-28), que es una extensión del extremo N terminal de la SS-14, y formas mayores de pesos moleculares variables dependiendo de las distintas especies y los distintos tejidos dentro de una misma especie.

Al principio se pensó que estas formas de mayor peso molecular eran prohormonas, precursores biosintéticos del péptido activo, carentes de actividad biológica, pero después se comprobó que en determinados tejidos la SS-28 e incluso las formas de peso molecular más alto podían ser liberadas y poseen la misma o mayor actividad que la SS-14, sugiriendo que estos precursores son a su vez auténticas hormonas.

Estudios relacionando estructura y función han demostrado que los residuos 7 a 10 y el puente disulfuro son esenciales para la actividad biológica de la hormona y está presente también en los análogos de la somatostatina.

La secuencia de aminoácidos de todas las SS-14 y SS-28 de los mamíferos son idénticas y están situadas en el extremo C-terminal de una forma precursora de 92 aminoácidos, la prosomatostatina, cuya secuencia peptídica está codificada por un único gen de secuencia muy conservada. Dicho gen mide 1.2 kb y contiene un intrón sencillo de 630 bases. La regulación de la expresión del gen no es del todo conocida, pero se sabe que el cAMP, que estimula su secreción puede regular la expresión del gen a nivel transcripcional. Esto requiere la actividad de una proteína cinasa (PK-2) y depende de una secuencia del promotor altamente conservada en otros genes también regulados por cAMP.

En los diferentes tejidos, dentro de un mismo organismo, el gen de somatostatina se expresa a diferentes edades, así por ejemplo en el cerebro de rata el mRNA de la somatostatina es detectable a partir de la primera semana de vida fetal aumentando entre los días 14 y 21 del desarrollo embrionario, mientras que en el estómago es indetectable hasta el nacimiento aumentando de manera progresiva con el desarrollo hasta el animal adulto.

El primer producto de la traducción del mRNA es un polipéptido de 116 aminoácidos, la preprosomatostatina en cuyo extremo carboxilo terminal se localizan las secuencias de la SS-28 y la SS-14.

En el extremo N-terminal hay una región hidrofóbica de 24 aminoácidos (péptido señal) que favorece la unión de la prohormona naciente a la membrana del retículo endoplásmico rugoso y su translocación. El péptido señal se separa de la preprosomatostatina para dar lugar a una proteína de 92 aminoácidos, prosomatostatina, que es el precursor de la somatostatina y se encuentra en los tejidos en cantidades más significativas. En la molécula de prosomatostatina existen dos puntos de posible hidrólisis originándose al menos siete péptidos distintos de los cuales los más abundantes son la SS-14 y la SS-28.

En la secuencia de la SS-28, la SS-14 está precedida por dos residuos de aminoácidos básicos (Arg-Lys), lo que sugiere que la SS-14 podría incluirse entre los péptidos cuyo lugar de escisión está representado por aminoácidos básicos. Este hecho, junto con la abundancia en los tejidos somatostatinérgicos del péptido SS-28 (1 a 12), péptido de 12 aminoácidos que comprende la porción amino-terminal de la SS-28, sugiere que ésta es el precursor inmediato de la SS-14, por acción de la convertasa I. Se ha sugerido una segunda ruta de síntesis de la SS-14 a partir de prosomatostatina catalizada por la convertasa II.

Las acciones biológicas de la SS-28 y SS-14, son cualitativamente idénticas pero difieren en lo cuantitativo. Estas diferencias podrían ser explicadas por la heterogeneidad de los receptores con distintos sitios de unión para SS-14 y SS-28. Diferencias adicionales podrían deberse a diferencias en el grado de activación de las vías de señalización implicadas en la transducción de la señal. En cuanto a la actividad del péptido 1 a 12, que se encuentra en la mayor parte de los tejidos productores de somatostatina en relación 1/1 con la SS-14, se sabe muy poco.

Por otra parte, la distribución de las distintas formas moleculares de la somatostatina varía en los distintos tejidos. Así, en tejido nervioso, retina, páncreas y estómago, la forma mayoritaria es la SS-14, mientras que en la mucosa intestinal predomina la SS-28. Esta diferente distribución en células y tejidos de las distintas formas de somatostatina, así como el hecho de que puedan tener distintas potencias biológicas sugiere que el procesamiento de la somatostatina es un proceso órgano y célula específico. Dicho proceso podría ser un nivel de regulación celular, aunque existen factores externos que lo modulen de forma específica.

La somatostatina ejerce sus acciones en diferentes tejidos diana incluyendo páncreas, cerebro, intestino, suprarrenales, tiroides, riñón, sistema muscular y sistema inmune. De forma preferente va a actuar como un factor inhibidor, regulando un gran número de procesos fisiológicos incluyendo la inhibición de secreciones endocrinas y exocrinas, modulación de la neurotransmisión, funciones motoras y cognoscitivas, inhibición de la motilidad intestinal, absorción de nutrientes y iones, contractibilidad muscular y proliferación celular.

Los efectos fisiológicos de la somatostatina están mediados por la unión a receptores específicos en la membrana plasmática que han sido identificados tanto en tejidos normales como en tejidos neoplásicos. Se han identificado al menos cinco receptores distintos para somatostatina, que se nombran como sst1 a sst5. Estos receptores son codificados por cinco genes distintos localizados en diferentes cromosomas (cuadro 77-2). Cuatro de ellos no tienen intrones, siendo la excepción el del sst2 que puede dar lugar a dos isoformas distintas: sst2A y sst2B que se diferencian en su extremo C terminal.

Todos los sst son receptores acoplados a proteínas G y pueden unir SS-14 y SS-28 con alta afinidad, aunque con mayor afinidad para el SS-14, excepto el sst5 que tiene mayor afinidad para la SS-28.

Cada subtipo de receptor está acoplado a múltiples caminos de señalización celular. Los cinco están acoplados a la inhibición de la adenilato ciclasa y también los cinco activan a la fosfolipasa C (PLC). El acoplamiento de los sst2, sst5 y sst3 a la PLC son los más eficientes. También la MAPPK y los canales para K^+ y Ca^{2+} están implicados en la transducción de señales acopladas a los sst. Todos estos mecanismos van a estar mediados por proteínas G.

Los receptores para somatostatina están ampliamente distribuidos en los diferentes tejidos, desde el sistema nervioso central al páncreas e intestino, hipófisis, riñón, tiroides, pulmón y células inflamatorias y del sistema inmune: se han descrito también receptores en una gran variedad de adenomas incluyendo adenocarcinomas de próstata, riñón, colon, ovario, linfomas, astrocitomas, neuroblastomas y meduloblastomas. En muchos casos, cada tumor expresa más de un subtipo de receptor, siendo el sst2 el más expresado en los tumores neuroendocrinos mientras que en adenocarcinomas pancreático y colorrectal la expresión de sst2 es baja. Esta diferente expresión de receptores podría explicar los diferentes efectos de la somatostatina y sus análogos en los distintos tipos de tumor.

Los efectos biológicos de la somatostatina están mediados por el acoplamiento a los distintos tipos de receptor. Una célula puede expresar varios subtipos de receptor y cada subtipo puede estar acoplado a diferentes caminos de señalización celular. Cabría plantear la hipótesis de que los distintos subtipos van a actuar de forma concertada.

A nivel celular, el efecto inhibidor de la somatostatina sobre la secreción parece estar mediado a través de la inhibición de los niveles de calcio y cAMP. De manera adicional, la somatostatina podría interferir con la maquinaria exocitótica inhibiendo a la proteína fosfatasa calcineurina.

En la hipófisis, el efecto más importante es la inhibición de la hormona de crecimiento (GH). En este efecto parecen estar implicados sst1, sst2 y sst5. En el páncreas el sst2 media la inhibición de la liberación de glucagón, mientras que sst5 es un regulador negativo de la secreción de insulina, aunque en este efecto también podría estar implicado sst2. El sst5 también está implicado en la inhibición de la secreción exocrina pancreática. En el estómago sst2 contribuye a la inhibición de la liberación de histamina y gastrina y a la inhibición de la secreción ácida. Los sst1 y sst2 median la inhibición de la secreción intestinal iónica. El sst3 podría estar implicado en la estimulación de la relajación gástrica e intestinal y sst5 en la contracción del colon.

La somatostatina también inhibe la proliferación tanto de células normales como tumorales. En esta acción antiproliferativa de la somatostatina parecen estar implicados los cinco subtipos de receptor, los cuales podrían iniciar dos tipos de respuesta, la parada del ciclo celular o bien inducción de apoptosis, según el tipo de receptor y del tipo de célula. En la parada del ciclo celular están implicados diferentes mecanismos de transducción de señales, dependiendo del subtipo de receptor. El sst1 media la detención del ciclo a través de la estimulación de una tirosina fosfatasa, la SHR2, la activación del sistema Ras/MAPK e inducción del inhibidor de la ciclina p21. El sst5 actúa por un mecanismo que implica una cascada de defosforilaciones que conduce a la inhibición de la guanilato ciclasa, proteína cinasa dependiente de cGMP y MAPK.

El efecto antiproliferativo de sst2 puede ser el resultado de la activación de una tirosina fosfatasa, defosforilación de receptores para factores de crecimiento, conduciendo a la regulación negativa de las señales mitogénicas de los factores tróficos.

El efecto antiproliferativo de la somatostatina también puede ser el resultado de un aumento de la apoptosis. La apoptosis es inducida por sst3 y es el resultado de la inducción de p53 y bax. Los efectos de la somatostatina inhibiendo el crecimiento de tumores también podría ser un resultado indirecto de la inhibición de factores de crecimiento que regularían de forma específica el crecimiento del tumor.

Por otra parte, diferentes estudios han demostrado que la somatostatina puede desempeñar una función moduladora en el sistema inmune. En los últimos años se ha desarrollado el concepto de que debe existir una estrecha comunicación entre el sistema inmune y el sistema neuroendocrino. Uno de estos enlaces entre ambos sistemas está formado por la producción de somatostatina, la presencia de receptores de somatostatina y el efecto de la somatostatina en ambos sistemas. Mientras que en los sistemas endocrinos la activación de los receptores suele ir acoplados a efectos inhibidores, en el sistema inmune se han demostrado tanto efectos inhibitorios como estimulantes.

La somatostatina modula un gran número de funciones inmunes, entre otras la proliferación de linfocitos, producción de inmunoglobulinas y liberación de citoquinas proinflamatorias. El tratamiento sistémico o local con somatostatina o análogos ha resultado ser beneficioso en modelos de enfermedades autoinmunes e inflamaciones crónicas y se ha propuesto que la somatostatina podría regular el balance local de producción de moléculas pro y antiinflamatorias.

El polipéptido pancreático (PP) se localiza en la periferia de los islotes junto a las células productoras de glucagón y somatostatina, pero también hay PP en el tracto gastrointestinal, en íleon y colon, así como en el sistema nervioso central y periférico. Es un péptido de 36 aminoácidos cuya secreción se ve estimulada por la ingestión de proteínas y por la acción vagal. Su función más clara parece consistir en la inhibición de la secreción exocrina del páncreas. También inhibe la secreción biliar y los complejos motores migratorios intestinales.

La TRH es un tripéptido (pGlu-His-Pro) que es liberado por el hipotálamo y transportado vía porta a la hipófisis anterior donde estimula la secreción de TSH. En humanos también actúa como un factor liberador de prolactina y juega un papel como neurotransmisor en el sistema nervioso central. Más tarde se demostró la presencia de TRH en otras áreas extrahipotalámicas del sistema nervioso central, así como en otros tejidos incluyendo el tracto gastrointestinal y el páncreas. Al contrario de lo que ocurre en el hipotálamo, el contenido pancreático de TRH es máximo en el momento del nacimiento y disminuye de manera progresiva durante las primeras semanas de vida. Además se ha detectado un mRNA TRH-específico en páncreas fetales que alcanza un máximo de concentración en las 48 horas que preceden al parto y desciende con rapidez hasta los niveles del adulto dos semanas después.

La aparición de la TRH pancreática en los primeros días del nacimiento y su posterior disminución sugieren una posible implicación de esta hormona en la maduración de la respuesta de las células de los islotes a la glucosa, la cual tiene lugar después del nacimiento, o en el efecto mitogénico de la hormona de crecimiento (GH) que se ha demostrado, es más pronunciado en los islotes de animales recién nacidos. Además, se piensa que la TRH podría estar implicada en el crecimiento de la masa insular (hipertrofia o hiperplasia) durante la época neonatal. Aunque la función de la TRH en el páncreas adulto todavía no se conoce con certeza, se ha sugerido que la TRH podría ejercer efectos biológicos directos modificando las funciones exocrinas y endocrinas del páncreas.

Como todas las hormonas peptídicas, la TRH se sintetiza en forma de un precursor grande, que más tarde es modificado para dar lugar a la forma activa de la hormona.

Los efectos fisiológicos de la TRH están mediados por la unión a receptores específicos en la membrana plasmática. Se han identificado al menos dos tipos de receptores para TRH: TRHR1 y TRHR2. Ambos parecen estar acoplados a proteínas G. La unión de la hormona al receptor parece desencadenar una cascada de fosforilaciones. Además se ha descrito que el cAMP, el IP_3 y el Ca^{2+} pueden desempeñar una función importante como mediadores de los efectos de la TRH.

Los receptores para TRH se encuentran ampliamente distribuidos tanto en el sistema nervioso central y periférico como en otros tejidos, incluyendo páncreas, timo y células epiteliales, sugiriendo que la TRH podría tener también una función en el acoplamiento entre el sistema inmune y el sistema neuroendocrino.

La amilina es un péptido de 37 aminoácidos que se sintetiza en las células β del páncreas, y es cosecretado con la insulina, en respuesta a los mismos estímulos. Se considera que la amilina es un importante regulador del metabolismo de los carbohidratos y sus implicaciones en la diabetes no se restringen sólo a la formación de amiloide. Entre sus acciones más importantes se encuentran:

- Inhibe la secreción de glucagón, retarda el vaciamiento del estómago y envía señales de saciedad al cerebro.
- Otras posibles acciones biológicas del exceso de amilina serían la disminución en la captación de glucosa, un incremento en la liberación de lactato por las células musculares y un incremento en la producción hepática de glucosa; además puede disminuir la secreción de insulina endógena.

En general puede decirse que todas sus acciones tienden a suplementar las acciones de la insulina reduciendo los niveles de glucosa en sangre.

Se sintetiza como un prepolipéptido de 89 aminoácidos que debe ser hidrolizado para dar lugar a la forma activa del péptido de 37 aminoácidos. Tiene, además, un puente disulfuro entre los residuos 2 y 7 de cisteína y un grupo amida en el extremo C terminal.

La amilina se almacena en los gránulos de secreción de las células β de los islotes y es cosecretada con la insulina.

Junto con la insulina y el glucagón contribuye a regular los niveles de glucosa en la sangre. Se han descrito efectos antihiperglucemiantes para la amilina. Su efecto más importante parece ser la regulación de la absorción de hidratos de carbono modulando la velocidad del vaciamiento gástrico.

Una de las maneras en que la amilina regula las concentraciones posprandiales de glucosa es suprimiendo la secreción posprandial de glucagón. Este efecto de la amilina sobre la secreción de glucagón parece ser regulado o mediado por señales transmitidas por el nervio vago a los islotes de Langerhans pancreáticos. Sin esta supresión durante y después de las comidas, las concentraciones altas de glucagón contribuirían a una hiperglucemia posprandial. De forma adicional, la amilina modula o regula la velocidad con la cual la comida pasa por el estómago para así optimizar la entrega de nutrientes para su absorción en el duodeno. Este efecto de la amilina intenta igualar la presencia de G en circulación con la capacidad de la I para estimular la captación de G por las células de los tejidos sensibles a insulina (sobre todo, el hígado, los músculos y los tejidos adiposos) y su fosforilación a GGP. Este efecto también está mediado principalmente a través del nervio vago. Sin la provisión óptima de nutrientes, éstos pasarían por el estómago demasiado rápido y llegarían en exceso (relativo a la capacidad de la I para promover la captación de la G por las células de músculo, grasa y del hígado) al duodeno, en donde se absorben. Así, sin la presencia de la amilina, la llegada de un exceso de nutrientes sería otro factor que propiciaría la hiperglucemia posprandial. La amilina tiene un papel adicional en la reducción de la ingesta de comida y, además, tiene un efecto positivo en el control del peso corporal. Estos efectos tal vez están mediados por el sistema nervioso central y son independientes de los efectos de la amilina sobre el estómago.

La interacción compleja de la insulina, el glucagón y la amilina es crítica para la regulación posprandial de glucosa. Después de comer, la insulina causa un aumento en la captación de glucosa por las células insulinosensibles, disminuyendo así los niveles de glucemia. Aunque el glucagón funciona al revés, aumentando las concentraciones posprandiales de glucosa en sangre, normalmente la secreción de glucagón está suprimida durante el tiempo en que la secreción de la insulina está aumentada. La amilina colabora con la insulina, ayudando a disminuir los niveles posprandiales de glucosa, suprimiendo la secreción posprandial del glucagón y optimizando la liberación de nutrientes del estómago al duodeno.

La amilina además inhibe la actividad del glucógeno sintasa en músculo reduciendo el almacenamiento de glucosa por el tejido muscular y aumentando los niveles plasmáticos de lactato. Por el contrario, aunque no está del todo comprobado, la amilina parece inducir la síntesis de glucógeno en el hígado, aumenta la actividad del ciclo de Cori, previene la depleción crónica de glucógeno hepático y actúa como sistema tampón adicional frente a la hipoglucemia.

De forma semejante a lo que ocurre con la insulina, la destrucción de las células β, característica de la diabetes tipo 1, resulta en una pérdida de la producción de amilina que podría estar asociada con alteraciones gastrointestinales importantes. Además el acelerado vaciamiento gástrico debido a la deficiencia de amilina podría contribuir a los elevados niveles posprandiales de glucosa en plasma observados en pacientes con diabetes tipo 1. En otras palabras, la diabetes mellitus se caracteriza por una deficiencia tanto de insulina como de amilina.

En la diabetes tipo 2 se presenta un exceso de glucagón, especialmente en el periodo inmediato posabsortivo. El resultado neto de la deficiencia de insulina y amilina y un exceso del glucagón es un aumento en las concentraciones posprandiales de glucosa en la sangre.

La función potencial de la amilina en la patogenia de la diabetes pudiera ser clasificada en tres categorías:

a. Formación de amiloide en los islotes, con el daño resultante en las células β.
b. Efecto local o paracrino sobre la secreción de insulina y otras hormonas de los islotes.
c. Efecto hormonal sobre los tejidos periféricos.

La amilina se encuentra aumentada en la DM tipo 2 y disminuida en la DM tipo 1 y parece estar relacionada con la causa de la resistencia insulínica en el hígado y en el músculo esquelético, aunque en realidad el exceso o el defecto de esta sustancia se encuentran bajo activa investigación.

El Péptido C se libera de forma equimolar con la insulina y esto ha hecho que su medida se utilice para la evaluación clínica de la actividad residual de los islotes en pacientes diabéticos. Aunque en un principio se pensó que su función más importante era facilitar el empaquetamiento de la molécula de proinsulina de forma que facilitase la formación de los puentes disulfuro entre las cadenas A y B de la insulina, en la actualidad se piensa que el péptido C podría tener, además, un papel fisiológico. En este aspecto, se ha visto que los pacientes diabéticos con actividad secretora residual de insulina presentan un mejor control de los niveles de glucosa en sangre. Además la administración de cantidades fisiológicas de péptido C a pacientes con diabetes tipo 1 parece mejorar la función renal, reduciendo la hiperfiltración glomerular y la excreción urinaria de albúmina. El péptido C también aumenta el flujo de sangre, la captación de oxígeno y la utilización de glucosa por los tejidos, apoyando la idea de una posible función fisiológica para el péptido C.

Los mecanismos de acción por los que el péptido C ejerce sus efectos no son del todo conocidos, pero se ha sugerido que estos efectos podrían estar relacionados con un aumento de la actividad Na^+/K^+-ATPasa unida a las membranas celulares.

Los islotes de Langerhans no sólo producen hormonas peptídicas. También pueden encontrarse en los islotes otros marcadores como enzimas, péptidos, citoquinas o sistemas del ciclo celular, incluyendo quinasas dependientes de ciclina y factores semejantes a la insulina (IGF).

Las quinasas dependientes de ciclinas (cdk) son moléculas de mediano peso molecular que presentan una estructura proteica característica, consistente en dos lóbulos entre los cuales está el centro catalítico, donde se inserta el ATP que será el donador de grupos fosfato. En el canal de entrada al centro catalítico existe una treonina que debe estar fosforilada para que la quinasa actúe. No obstante, en el propio centro hay dos treoninas que, al ser fosforiladas, inhiben a la quinasa y una región de unión a la ciclina llamada PSTAIRE. Existe una tercera región en las cdk alejada del centro catalítico, a la que se une la proteína CKS, que regula la actividad quinasa de la cdk.

La activación e inactivación secuencial de las quinasas dependientes de ciclinas, podría actuar como un mecanismo de regulación del ciclo celular. En las células de los mamíferos se han identificado al menos nueve cdk y más de 16 ciclinas. Cada uno de los complejos cdk-ciclina puede estar implicado en la regulación de la elongación transcripcional por fosforilación del extremo carboxilo terminal de la subunidad grande de la RNA polimerasa II.

Las alteraciones en la expresión de genes cdk parecen jugar un papel tanto en la diabetes tipo 1 como en la diabetes tipo 2.

Los IGF son polipéptidos con una secuencia similar a la insulina, que pueden desencadenar respuestas semejantes a las de ésta, incluyendo mitogénesis en células en cultivo. Se han descrito al menos dos péptidos con actividad *"insulin-like"*: IGF-I (IGF1) e IGF-II (IGF2). El IGF-II está considerado como un factor de crecimiento primario necesario para el desarrollo temprano, mientras que la expresión del IGF-I se observa más tardíamente y es consecuencia de la acción de la GH sobre múltiples tejidos. Ambos están formados por una cadena polipeptídica de 70 y 67 aminoácidos, respectivamente. Los residuos 3-29 de IGF-I y 6-32 de IGF-II son homólogos a la cadena B de insulina y son denominados dominios B de los IGF. Los dominios C son análogos, en localización, al dominio C de la proinsulina pero con una secuencia más corta y sin homología ni entre ellos ni con la proinsulina. A continuación están los dominios A, residuos 42-62 de IGF-I y 41-61 de IGF-II, que son homólogos a la cadena A de insulina. La secuencia carboxilo terminal es corta, no presenta homología con la insulina y es conocida como dominio D.

De forma diferente a la insulina, que estaba formada por dos cadenas, los IGF están formados por la única cadena polipeptídica con tres hélices (Ala 8-Val 17, Val 44-fen 49, Leu 54-Met 59) y tres puentes disulfuro (Cis 6-48, Cis 18-61, Cis 47-52).

Para ejercer sus acciones se unen a receptores tipo 1(IGF-1R) y tipo 2, que lo mismo que el receptor de insulina pertenece al grupo de receptores acoplados a actividad tirosina cinasa. El IGF-I puede unirse a receptores tipo 1 y, con baja afinidad, al receptor de insulina. El IGF-II se une a receptores tipo 2 (IGF-2R) con alta afinidad y con baja afinidad a receptores tipo 1, pero no se une a receptores de insulina.

En fechas recientes se ha identificado en las células de los islotes IGF-I e IGF-1R sugiriendo que el sistema IGF-I/IGF-1R podría jugar un papel en el desarrollo de la célula β. Sorprendentemente no se han encontrado alteraciones en el desarrollo celular en ratones con alteraciones en IGF-I o IGF-1R. Sin embargo, estos ratones presentaban alteraciones en la respuesta insulina secretora a la glucosa, lo que parece sugerir para este sistema un papel regulador en el mecanismo de secreción.

El IGF-1 a través de su receptor regula tanto el crecimiento como la diferenciación en células de estirpe osteoblástica. Así, este factor estimula la proliferación y la diferenciación de los precursores osteoblásticos, y potencia la síntesis de colágeno tipo 1, disminuye su degradación y aumenta la mineralización en los osteoblastos maduros. El IGF-1 queda atrapado en la matriz ósea, siendo liberado en la fase de resorción, de modo similar a otros factores locales moduladores del remodelado óseo. Este péptido se ha relacionado con la patogenia de la pérdida de masa ósea asociada a la diabetes. Así, las ratas diabéticas poseen bajos niveles circulantes de este factor; de modo similar a los observados en pacientes con diabetes tipo 1 y osteoporosis. Además, estos pacientes presentan niveles séricos disminuidos de la proteína ligadora del IGF-1 tipo 3 (IGFBP-3) y aumentados los de IGFBP-1. Sin embargo, en un grupo de pacientes con diabetes tipo 2, que presentan una densidad mineral ósea (DMO) disminuida (aunque mayor que en los de tipo 1), se han encontrado niveles séricos normales de IGF-1 y disminuidos los de IGFBP-3, pero ligeramente aumentados los de IGFBP-1. Los niveles de IGFBP-5 parecen ser similares en ambos tipos de diabéticos, aunque muy por debajo de los de los controles no diabéticos. Por otro lado, el tratamiento con IGF-1 recupera el crecimiento óseo normal en ratas diabéticas. No obstante, la administración de este factor en dos estudios independientes, durante 28 días y 6 meses, respectivamente, a mujeres posmenopáusicas no tuvo como resultado un aumento de la DMO, aunque sí de algunos marcadores de formación ósea. El polipéptido amiloide insular (IAPP) está constituido por 37 aminoácidos que se producen normalmente en las células β y se almacena junto con la insulina en gránulos secretores. El IAPP deriva de un propéptido precursor, preproIAPP, el que es procesado a proIAPP con posterior clivado enzimático por convertasas de prohormona (PC2 y PC1/3). La liberación del IAPP desde la célula β ocurre en respuesta a los estímulos de nutrientes de forma igual a la insulina, pues se secretan de manera conjunta. En ayunas los niveles plasmáticos de IAPP son 10 a 15% los de insulina y en estado posprandial cercanos al 1%, siendo metabolizados a nivel renal. El depósito de amiloide en el islote está presente en 90% de diabéticos tipo 2 aproximadamente, siendo escaso en no diabéticos. Los niveles del IAPP se encuentran elevados en estados de insulinorresistencia, y disminuidos en intolerantes a la glucosa y diabéticos, de forma paralela a la reducción de la liberación de insulina.

Dentro de las funciones que se atribuyen al IAPP se encuentran: supresión de la captación muscular de glucosa mediada por la insulina, inhibición de la liberación de insulina y supresión de la liberación de glucagón. La acumulación de IAPP en islotes pancreáticos causa disminución de la masa de células β, debido a muerte celular por apoptosis secundaria a cambios morfológicos en la célula, y por la activación de múltiples vías de apoptosis como Fas, caspasas 3 a 8, aumento en la expresión de genes proapoptóticos, c-fos, fosB, c-jun, y junB, además de un aumento en la expresión de marcadores de apoptosis como p53 y p21. Se ha sugerido que el insuficiente procesamiento de proIAPP en respuesta a estrés oxidativo podría jugar un papel importante en el inicio de la acumulación de amiloide en el islote. La amiloidosis del islote puede también reducir la replicación de células β, debido a que las células en división son más susceptibles a la acción citotóxica del amiloide, pudiendo ser el mecanismo por el cual no existe un aumento en la masa de las células β en los sujetos con diabetes. (Fernández-Tresguerres J. A., et al., 2010)

Fisiopatología de la Diabetes

(Tomado literalmente de: "La Encrucijada del Diagnóstico Sindrómico". Tomo Único. 2023. Garcia & García)

El tejido adiposo no solo sirve para guardar glucosa; sino que produce como veinte tipos de hormonas, entre esas un transmisor, una enzima que le dice al cerebro ya no más comida; el tejido adiposo tiene una función extraordinaria, genera un montón de hormonas y entre esas una enzima que le dice al hipotálamo ya no más comida, entonces se pierde el apetito en ese momento es lo que sucede cuando usted se levanta en ayuna y no quiere comer, pues se ha producido una alimentación endógena de glucosa y el adipocito se ha llenado nuevamente y le dice estoy completo, no coma. El páncreas es una glándula secreción mixta, tiene una parte externa (98%) se dedica a producir los jugos digestivos y solo un 2% corresponde a los islotes de Langerhans que se dedica a la producción endógena de algunas hormonas, pero tres son las más importantes: la insulina, glucagón y somatostatina; el 15% de la sangre que llega al páncreas va a los islotes de Langerhans que solo es el 2% y requiere de mucha sangre porque trabaja todo el día, tiene tres situaciones que estimulan al páncreas: sistema simpático, parasimpático y por otras señales neuroendocrino. Unas son inducidas por ciertas sustancias que se producen en la mucosa gástrica o en las células pancreáticas no beta y circulan ligada la HDL (variedad de colesterol de alto peso molecular) la oxitomodulina, péptido Y, colicistociquina, péptido semejante del glucagón que también se produce en el tubo digestivo.

Hay hormonas que son parecidas a las hormonas correspondientes que se producen como en el caso del péptido parecido al glucagón y otras que se producen por células tumorales como es el caso de la hormona parecida a la paratiroidea que se produce solo por células tumorales, en este caso este péptido solo se produce cuando el glucagón que al producirse en el intestino por medio de la circulación porta inmediatamente llega y deja de producirse el glucagón para que se suspenda cualquier proceso de neoglucogénesis, hay algunas que se producen en las células grasas como la lecitina que esta es la que quita el apetito esta es la que produce cuando ya se llana la panza al adipocito y estimula al hipotálamo y es donde está el centro del apetito, la placenta también permite el paso de sustancias, musculo esquelético, mama, recuerde que hay una cuestión en el amamantamiento del producto hay consumo de calorías también cuando están llenos los senos de la mujer que está preñada también se corta los requerimientos de glucosa y que produce ya no tiene hambre acaba de dar de lactar se acaba la reserva y quiero comer y cuando las mujeres comen, comen no hay quien las pare, en fin a ver esto es importante las células betas que producen la insulina están súper protegidas los islotes de Langerhans están protegidos pero dentro de ellos las células betas se encuentran en el centro bien protegidas y de ese 2% solo el 6% son células betas; por lo tanto la cantidad del páncreas dedicada a producir insulina es ínfima, entonces en un trabajo excesivo se pueden dañar y una vez que llegamos a la mitad se produce el descontrol y se eleva la glucosa, estas sustancias generalmente se guardan hasta su salida en los lisosomas y se producen en el retículo endoplásmico, pues estas son las fábricas de las células, cada célula está especializada en una actividad,, entonces el núcleo le avisa al RNA y los ribosomas mandan RNA mensajero este le avisa al retículo endoplásmico rugoso y al aparato de Golgi para su producción, en este caso la insulina se guarda en los lisosomas o microtúbulos y cuando se requieren los lisosomas se abren para que cumplan con la función correspondiente, en las neuronas son los gránulos de Nissl, solo que hay un problema, en las neuronas no se sintetizan nuevos productos y son reutilizados, son reciclado; ya hemos dicho que la glucosa es vital, que es nuestro combustible y que el sistema nervioso central depende de ello, ya conocen que la glucosa para transportarse necesita de un GLUT, bueno en la metabolización de todo este proceso está involucrado la insulina, proinsulina, participan enzima, hay fosforilación, procesos para poder regular la producción de insulina; pero otras células también el potasio y el calcio son indispensables para la actividad celular, debemos recordar que los canales de entrada y salida de electrolitos altera la permeabilidad celular para que pueda salir de la célula, de los lisosomas; entonces no es raro para nosotros que el potasio, el sodio y el calcio estén permanentemente interviniendo y por supuesto lo que secreta el adenosina trifosfato perdiendo los iones de fosfato es que se producen todos los metabolismo intracelulares, la proinsulina tiene 86 aminoácido y la insulina 51 aminoácidos. En este caso tenemos una ventaja que marca la diferencia con la hipertensión arterial, recuerden que es una enfermedad multigénica, por tal razón es tan difícil de poder prevenirla; pues en esta patología hay un montón de genes que están relacionados. En el caso de la insulina en el cromosoma número 11 del brazo corto es donde están los genes relacionados a los procesos de formación de insulina, por eso es por lo que ya se están operando; sin embargo, todavía es ilegal la cirugía genética.

La cirugía genética trasplanta un gen de páncreas de conejo de células, previamente, cultivadas en una persona con un problema de diabetes, recuerden que habíamos dicho que los tejidos endocrinos del páncreas corresponden al 2% y de ese porcentaje el 6% son las células beta. Si los alimentos no pasan por él tubo digestivo tampoco se activa la producción de insulina; debemos recordar que varias hormonas se producen con la digestión; por ejemplo, el glucagón entérico activando la producción bifásica de la insulina endógena, por lo tanto la glicemia se eleva aunque el paciente no sea diabético y el médico debe administrar insulina parenteral; pues al tercer día de ayuno se produce glucosa endógena por la neoglucogénesis y sin producción de insulina. Entonces la mejor repuesta insulínica es si se administra glucosa por vía oral debido a la secreción de péptidos.

La producción bifásica de la insulina endógena se expresa de la siguiente manera: el paso de alimentos por el tubo digestivo activa la salida de insulina almacenada en los lisosomas de las células beta de los Islotes de Langerhans del páncreas lo cual es suficiente por dos horas; al mismo tiempo se inició la transformación de proinsulina en insulina, la cual es secretada, luego de dos horas de la ingesta de alimentos. Los receptores de insulina son un dominio que está formado de dos partes, una cadena alfa la cual está afuera de la membrana (al cual liga la insulina) y una cadena beta que está dentro de la célula, estas dos cadenas están unidas por puentes de disulfuro. En la enfermedad hepática grasa no alcohólica es cuando el peso de este supera el 5% del peso normal del hígado. Esto es porque hay una relación directa con respecto a la cantidad de glucógeno que tiene el hígado, este evento cuando no está mediado por el consumo de alcohol seguramente corresponde a la presencia del *síndrome metabólico*.

El hígado tiene una capacidad mayor que el resto de los órganos para acumular glucógeno, pues debe tener glucógeno siempre, cuando le hace falta glucosa, sencillamente, transforma la grasa que es una reserva y el hígado manda a buscar grasa a donde sea, hasta de los ojos, por eso cuando el paciente esta desnutrido tiene hasta los ojos hundidos; luego de consumir toda la grasa, continúa metabolizando las proteínas, entonces empieza, primeramente, con el tejido muscular, que puede ser reemplazado, como el hígado requiere realizar este proceso cada dos horas continúa dejando sin grasa el epiplón, los pacientes con síndrome metabólico tienen obesidad central y aunque no son obesos, pues la grasa entre la piel y el musculo no es importante. La acumulación de glucógeno en el adipocito como órgano blanco para guardarlo; entra la glucosa y se transforma en glucógeno y ese proceso permite la formación de ácido graso estos son sustancias de desecho. Por eso los pacientes que tienen desnutrición por inanición, digamos que no ha podido comer por diversas causas, pueden generar un coma cetoacidótico porque hay gran cantidad de ácidos grasos y pueden producir una acidosis y esto les pasa a los pacientes con diabetes tipo 1 que no produce insulina, y al activarse la vía de la gluconeogénesis, se producen grandes cantidades de ácidos grasos, en este proceso intervienen los triglicéridos junto con la insulina para la transformación de la glucosa en glucógeno depositándolo en los adipocitos y el resultado metabólico son ácidos grasos.

Tenemos patologías variadas donde hay exceso de insulina y no tiene nada que ver el glucagón. El páncreas puede producir un exceso de insulina por un tumor llamado insulinoma, también hay tumores productores de glucagón los cuales se llaman glucagonomas, estos son tumores muy raros; sin embargo, los tumores autónomos productores de glucagón son más frecuentes que los de insulina. Por otro lado, la insulina aparte de participar en la metabolización de la glucosa también aumenta el potasio, magnesio y fosforo. La Diabetes tipo 1 es la ausencia de insulina por dos razones: nació sin células beta pancreáticas productoras de esta hormona o tuvo una enfermedad autoinmune donde sus inmunoglobulinas atacaron al páncreas y destruyeron los Islotes Langerhans, principalmente, las células beta, las atacaron como cuerpos extraños y el paciente quedo sin producción de insulina. En la diabetes tipo 2 no es que no hay insulina, sino que es un problema con la sensibilidad a la insulina. En la Diabetes Mellitus tipo 1 se llama también insulinodependiente porque no la produce, en cambio la Diabetes Mellitus tipo 2 no es insulinodependiente, al menos que este muy avanzada y que se hayan destruido las células beta de los Islotes de Langerhans; sin embargo cada día hay una tendencia mayor de empezar a usar precozmente la insulina, recuerden que habíamos dicho que la metformina era un llave maestra para la insulina. El paciente con diabetes tipo 1 no tiene nada que ver con la metformina porque no tiene resistencia, le ponemos insulina y se acaba el problema. Pero el paciente con diabetes tipo 2 que necesita usar insulina tenemos que darle metformina porque la insulina exógena tampoco va a poder ligar fácilmente con los receptores. El glucagón es un péptido de 29 aminoácidos que se encarga de mantener la glicemia, este inhibe la neoglucogénesis, las células alfa de los Islotes de Langerhans producen el glucagón, hay muchas más que las beta, pues si no tenemos glucagón nos morimos; aunque usted no coma el glucagón sirve no solo para metabolizar las grasas y también las proteínas, con eso el hígado inicia la neoglucogénesis transforma lo que encuentra en glucosa, la biología es extraordinaria, los procesos con el glucagón son simples y no hay defectos o problemas de resistencia. El glucagón no necesita como la insulina de un receptor, entonces la función del glucagón es mantener la glicemia, si necesitara de receptor como la insulina morirían los pacientes, por eso el glucagón llega cuando se necesita llega sin nada. Pues sin glucagón los pacientes no sobreviven, eso es lo que pasaría en una patología por insuficiencia del glucagón.

En relación con la ingesta de alimentos la supresión del glucagón se produce por un péptido parecido al glucagón llega al hígado y se estabiliza, se suspende la producción de glucagón en el páncreas. Si hay hipoglicemia se activa el glucagón para que haya la glucogénesis, hay personas que creen que pueden comer solo vegetales o solo carnes; nosotros somos omnívoros. Entonces estos pacientes que solo comen carne y no comen nada de vegetales pueden generar una exageración en albuminas y estos pacientes tienen elevado el glucagón para destruir la hiperalbuminemia que hay este aumento de aminoácidos porque también hace daño, se va a producir un trastorno de osmolaridad. Todo proceso metabólico mejora con el ejercicio, el mejor de todos es caminar mínimo 20 minutos al día y verá que su vida cambia. Las patologías de glucagón son raras, si nacieran con este defecto no sobreviven o a lo mejor no nacen, porque el glucagón es la fuente de la vida, si el individuo no ha comido este permite que haya glucogénesis. (García & García, 2023)

Resultados

Generalidades para el análisis estadístico

Todos los indicadores fueron analizados según los puntos de corte específicos para la edad, el sexo, ubicación territorial. Los rangos de edad manejados en los análisis responden a los estándares internacionales y que permiten su comparación con investigaciones similares.

Los análisis estadísticos fueron realizados en el programa estadístico IBM® SPSS Statistics®, y se utilizaron los comandos svy, los cuales tuvieron en cuenta los aspectos del diseño muestral. En una primera etapa, se analizó la distribución de cada una de las variables en la muestra y después se calcularon las prevalencias y los intervalos de confianza del 95% de cada categoría de las variables antes descritas, en la población expandida. Posteriormente, las prevalencias fueron desagregadas de acuerdo con características sociodemográficas seleccionadas. Finalmente, las diferencias entre las distintas prevalencias fueron evaluadas de acuerdo con los intervalos de confianza del 95%.

Limitaciones de investigación: Este estudio fue realizado a pequeña escala, por lo cual, los resultados no se pueden generalizar.

Grupos etarios, sexo, residencia habitual, complicaciones por la diabetes, enfermedades crónicas previas, datos de la historia clínica metabólica, tipos de diabetes mellitus, diagnóstico y adhesión al tratamiento de la diabetes mellitus.

La muestra reflejó la participación del 56.21% de mujeres y el 43.8% de hombres (cuadro 1). La distribución étnica fue: Mestizo el 77.8%, Negro el 2.2%, Blanco el 3.9%, Montubio el 15.9%, Quichuas el 0.2% y Otros 0.1% (Cuadro 2)

En relación con las edades de los ciudadanos de la muestra estas se distribuyeron de la siguiente manera: Adulto joven (18%), Adulto medio (50.1%), Adulto mayor (28.9%) y Menor de 19 (3%). (Cuadros 3).

Los 740 ciudadanos de la muestra se distribuyeron de la siguiente manera en relación con la residencia habitual el 33.5% viven en el cantón Manta, el 49.9% en el resto de Manabí y 16.6% en el resto del Ecuador. (Cuadros 4 y 5).

Cuadro 1: Sexo				
	Frecuencia	Porcentaje	Porcentaje válido	Porcentaje acumulado
Mujer	416	56,2	56,2	56,2
Hombre	324	43,8	43,8	100,0
Total	740	100,0	100,0	

Gráfico 1: Sexo. Frecuencia

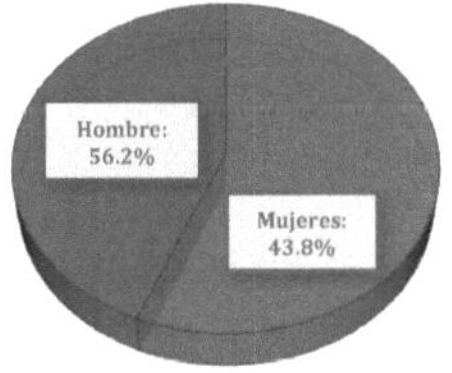

Cuadro 2: Etnia

	Frecuencia	Porcentaje	Porcentaje válido	Porcentaje acumulado
Mestizo	576	77,8	77,8	77,8
Negro	16	2,2	2,2	80,0
Blanco	29	3,9	3,9	83,9
Montubio	118	15,9	15,9	99,9
Otros	1	,1	,1	100,0
Total	740	100,0	100,0	

Cuadro 3: Grupos Etarios

	Frecuencia	Porcentaje	Porcentaje válido	Porcentaje acumulado
Adulto joven	133	18,0	18,0	18,0
Adulto mayor	214	28,9	28,9	46,9
Adulto medio	371	50,1	50,1	97,0
Menor de 19	22	3,0	3,0	100,0
Total	740	100,0	100,0	

Cuadro 4: Residencia Habitual

	Frecuencia	Porcentaje	Porcentaje válido	Porcentaje acumulado
Manta	248	33,5	33,5	33,5
Resto de Manabí	369	49,9	49,9	83,4
Resto del Ecuador	123	16,6	16,6	100,0
Total	740	100,0	100,0	

Cuadro 5: Residencia Habitual: cantón Manta

Parroquias	Frecuencia	Porcentaje	Porcentaje válido	Porcentaje acumulado
Manta	148	59,7	59,7	59,7
Tarqui	27	10,9	10,9	70,6
Los Esteros	45	18,1	18,1	88,7
Eloy Alfaro	15	6,0	6,0	94,8
San Mateo	4	1,6	1,6	96,4
San Lorenzo	7	2,8	2,8	98,0
Santa Marianita	2	,8	,8	100,0
Total	248	100,0	100,0	

Dentro de las preguntas sobre las complicaciones por la diabetes, hemos analizado: enfermedad cardiaca, enfermedad renal, enfermedad visual, cáncer de vejiga, fracturas de huesos, dislipidemia, hipertrigliceridemias, pancreatitis, dolor articular, candidiasis vaginal, presión arterial baja, infecciones de las vías urinarias, pie diabético, hipoglicemia, cetoacidosis diabética; las cuales fueron contrastadas con las enfermedades crónicas previas, datos de la historia clínica metabólica, tipos de diabetes mellitus, diagnóstico y adhesión al tratamiento indicado para la diabetes mellitus o síndrome metabólico. Farmacológico (metformina o sensibilizador, antidiabético oral, insulinoterapia), dietético y ejercicio. El análisis estadístico reflejó los siguientes resultados significativos en relación con la enfermedad cardiaca, dislipidemias, hipertrigliceridemias, dolor articular. En todos los casos publicados a continuación las pruebas de chi-cuadrado dieron una $p < 0.05$ o < 0.01. La enfermedad cardiaca se presentó en el 37,2% de los sujetos de la muestra (Cuadro 6). La dislipidemia en el 35,4% (Cuadro 7). La hipertrigliceridemia en el 41,8% (Cuadro 8). El dolor articular en el 67,4% Cuadro 9).

Cuadro 6: Enfermedad cardiaca

	Frecuencia	Porcentaje	Porcentaje válido	Porcentaje acumulado
No	448	60,5	60,5	60,5
Si	275	37,2	37,2	97,7
n/c	17	2,3	2,3	100,0
Total	740	100,0	100,0	

Cuadro 7: Dislipidemias

	Frecuencia	Porcentaje	Porcentaje válido	Porcentaje acumulado
No	424	57,3	57,3	57,3
Si	262	35,4	35,4	92,7
n/c	54	7,3	7,3	100,0
Total	740	100,0	100,0	

Cuadro 8: Hipertrigliceridemias

	Frecuencia	Porcentaje	Porcentaje válido	Porcentaje acumulado
No	376	50,8	50,8	50,8
Si	309	41,8	41,8	92,6
n/c	55	7,4	7,4	100,0
Total	740	100,0	100,0	

Cuadro 9: Dolor articular

	Frecuencia	Porcentaje	Porcentaje válido	Porcentaje acumulado
No	241	32,6	32,6	32,6
Si	499	67,4	67,4	100,0
Total	740	100,0	100,0	

El 44.7% no tuvo adhesión al tratamiento farmacológico con Metformina o sensibilizador (Cuadro 10), el 45.1% no tuvo adhesión al tratamiento dietético (Cuadro 11), el 63.8% no tuvo adhesión al tratamiento con ejercicios (Cuadro 12).

Cuadro 10: Adhesión al tratamiento: Metformina o sensibilizador

	Frecuencia	Porcentaje	Porcentaje válido	Porcentaje acumulado
No	331	44,7	44,7	44,7
Si	409	55,3	55,3	100,0
Total	740	100,0	100,0	

Cuadro 11: Adhesión al tratamiento: Dieta

	Frecuencia	Porcentaje	Porcentaje válido	Porcentaje acumulado
No	334	45,1	45,1	45,1
Si	406	54,9	54,9	100,0
Total	740	100,0	100,0	

Cuadro 12: Adhesión al tratamiento: Ejercicio

	Frecuencia	Porcentaje	Porcentaje válido	Porcentaje acumulado
No	472	63,8	63,8	63,8
Si	268	36,2	36,2	100,0
Total	740	100,0	100,0	

En lo referente a los pacientes con el diagnóstico de la Diabetes Mellitus: la Tabla de contingencia 1, evidencia el 37.2% con complicaciones dentro de la enfermedad cardiaca; la Tabla de contingencia 2, el 35.4% con complicaciones dentro de las dislipidemias; la Tabla de contingencia 3, el 41.8% con complicaciones dentro de las hipertrigliceridemias; la Tabla de contingencia 4, el 67.4% con complicaciones dentro del dolor articular.

Tabla de contingencia 1: Grupo Etario al diagnóstico de la Diabetes * Complicaciones DM: Enfermedad cardiaca

			Enfermedad cardiaca			Total
			No	Si	n/c	
Grupo Etario al diagnóstico de la Diabetes	Adulto joven	Recuento	218	115	12	345
		% dentro de G.E. diagnóstico de la DM	63,2%	33,3%	3,5%	100,0%
		% dentro de Enfermedad cardiaca	48,7%	41,8%	70,6%	46,6%
		% del total	29,5%	15,5%	1,6%	46,6%
	Adulto mayor	Recuento	10	22	1	33
		% dentro de G.E. diagnóstico de la DM	30,3%	66,7%	3,0%	100,0%
		% dentro de Enfermedad cardiaca	2,2%	8,0%	5,9%	4,5%
		% del total	1,4%	3,0%	,1%	4,5%
	Adulto medio	Recuento	179	127	4	310
		% dentro de G.E. diagnóstico de la DM	57,7%	41,0%	1,3%	100,0%
		% dentro de Enfermedad cardiaca	40,0%	46,2%	23,5%	41,9%
		% del total	24,2%	17,2%	,5%	41,9%
	Menor de 19	Recuento	41	11	0	52
		% dentro de G.E. diagnóstico de la DM	78,8%	21,2%	,0%	100,0%
		% dentro de Enfermedad cardiaca	9,2%	4,0%	,0%	7,0%
		% del total	5,5%	1,5%	,0%	7,0%
Total		Recuento	448	275	17	740
		% dentro de G.E. diagnóstico de la DM	60,5%	37,2%	2,3%	100,0%
		% dentro de Enfermedad cardiaca	100,0%	100,0%	100,0%	100,0%
		% del total	60,5%	37,2%	2,3%	100,0%

Pruebas de chi-cuadrado

	Valor	gl	Sig. asintótica (bilateral)
Chi-cuadrado de Pearson	27,282[a]	6	,000
Razón de verosimilitudes	28,509	6	,000
N de casos válidos	740		

a. 2 casillas (16,7%) tienen una frecuencia esperada inferior a 5. La frecuencia mínima esperada es ,76.

Tabla de contingencia 2: Grupo Etario al diagnóstico de la Diabetes * Complicaciones DM: Dislipidemias

			Dislipidemias			Total
			No	Si	n/c	
Grupo Etario al diagnóstico de la Diabetes	Adulto joven	Recuento	191	132	22	345
		% dentro de G.E. al diagnóstico de la DM	55,4%	38,3%	6,4%	100,0%
		% dentro de CompDM: Dislipidemias	45,0%	50,4%	40,7%	46,6%
		% del total	25,8%	17,8%	3,0%	46,6%
	Adulto mayor	Recuento	20	7	6	33
		% dentro de G.E. al diagnóstico de la DM	60,6%	21,2%	18,2%	100,0%
		% dentro de Dislipidemias	4,7%	2,7%	11,1%	4,5%
		% del total	2,7%	,9%	,8%	4,5%
	Adulto medio	Recuento	173	115	22	310
		% dentro de G.E. al diagnóstico de la DM	55,8%	37,1%	7,1%	100,0%
		% dentro de Dislipidemias	40,8%	43,9%	40,7%	41,9%
		% del total	23,4%	15,5%	3,0%	41,9%
	Menor de 19	Recuento	40	8	4	52
		% dentro de G.E. al diagnóstico de la DM	76,9%	15,4%	7,7%	100,0%
		% dentro de Dislipidemias	9,4%	3,1%	7,4%	7,0%
		% del total	5,4%	1,1%	,5%	7,0%
Total		Recuento	424	262	54	740
		% dentro de G.E. al diagnóstico de la DM	57,3%	35,4%	7,3%	100,0%
		% dentro de Dislipidemias	100,0%	100,0%	100,0%	100,0%
		% del total	57,3%	35,4%	7,3%	100,0%

Pruebas de chi-cuadrado

	Valor	gl	Sig. asintótica (bilateral)
Chi-cuadrado de Pearson	18,500[a]	6	,005
Razón de verosimilitudes	18,484	6	,005
N de casos válidos	740		

a. 2 casillas (16,7%) tienen una frecuencia esperada inferior a 5. La frecuencia mínima esperada es 2,41.

Tabla de contingencia 3: Grupo Etario al diagnóstico de la Diabetes * Complicaciones DM: Hipertrigliceridemias

			Hipertrigliceridemias			Total
			No	Si	n/c	
Grupo Etario al diagnóstico de la Diabetes	Adulto joven	Recuento	160	162	23	345
		% dentro de G.E. al diagnóstico de la DM	46,4%	47,0%	6,7%	100,0%
		% dentro de Hipertrigliceridemias	42,6%	52,4%	41,8%	46,6%
		% del total	21,6%	21,9%	3,1%	46,6%
	Adulto mayor	Recuento	19	8	6	33
		% dentro de G.E. al diagnóstico de la DM	57,6%	24,2%	18,2%	100,0%
		% dentro de Hipertrigliceridemias	5,1%	2,6%	10,9%	4,5%
		% del total	2,6%	1,1%	,8%	4,5%
	Adulto medio	Recuento	161	127	22	310
		% dentro de G.E. al diagnóstico de la DM	51,9%	41,0%	7,1%	100,0%
		% dentro de Hipertrigliceridemias	42,8%	41,1%	40,0%	41,9%
		% del total	21,8%	17,2%	3,0%	41,0%
	Menor de 19	Recuento	36	12	4	52
		% dentro de G.E. al diagnóstico de la DM	69,2%	23,1%	7,7%	100,0%
		% dentro de Hipertrigliceridemias	9,6%	3,9%	7,3%	7,0%
		% del total	4,9%	1,6%	,5%	7,0%
Total		Recuento	376	309	55	740
		% dentro de G.E. al diagnóstico de la DM	50,8%	41,8%	7,4%	100,0%
		% dentro de Hipertrigliceridemias	100,0%	100,0%	100,0%	100,0%
		% del total	50,8%	41,8%	7,4%	100,0%

Pruebas de chi-cuadrado

	Valor	gl	Sig. asintótica (bilateral)
Chi-cuadrado de Pearson	19,686[a]	6	,003
Razón de verosimilitudes	19,074	6	,004
N de casos válidos	740		

a. 2 casillas (16,7%) tienen una frecuencia esperada inferior a 5. La frecuencia mínima esperada es 2,45.

Tabla de contingencia 4: Grupo Etario al diagnóstico de la Diabetes * Complicaciones DM: Dolor articular

			Dolor articular		Total
			No	Si	
Grupo Etario al diagnóstico de la Diabetes	Adulto joven	Recuento	121	224	345
		% dentro de G.E. al diagnóstico de la DM	35,1%	64,9%	100,0%
		% dentro de Dolor articular	50,2%	44,9%	46,6%
		% del total	16,4%	30,3%	46,6%
	Adulto mayor	Recuento	9	24	33
		% dentro de G.E. al diagnóstico de la DM	27,3%	72,7%	100,0%
		% dentro de Dolor articular	3,7%	4,8%	4,5%
		% del total	1,2%	3,2%	4,5%
	Adulto medio	Recuento	80	230	310
		% dentro de G.E. al diagnóstico de la DM	25,8%	74,2%	100,0%
		% dentro de Dolor articular	33,2%	46,1%	41,9%
		% del total	10,8%	31,1%	41,9%
	Menor de 19	Recuento	31	21	52
		% dentro de G.E. val diagnóstico de la DM	59,6%	40,4%	100,0%
		% dentro de Dolor articular	12,9%	4,2%	7,0%
		% del total	4,2%	2,8%	7,0%
Total		Recuento	241	499	740
		% dentro de G.E. al diagnóstico de la DM	32,6%	67,4%	100,0%
		% dentro de Dolor articular	100,0%	100,0%	100,0%
		% del total	32,6%	67,4%	100,0%

Pruebas de chi-cuadrado

	Valor	gl	Sig. asintótica (bilateral)
Chi-cuadrado de Pearson	25,182[a]	3	,000
Razón de verosimilitudes	24,083	3	,000
N de casos válidos	740		

a. 0 casillas (,0%) tienen una frecuencia esperada inferior a 5. La frecuencia mínima esperada es 10,75.

De los 740 sujetos de la muestra el 42.7% mantenían la presión sistólica $\geq$ de 130 mmHg (Cuadro 13). El 13.1% de presión diastólica $\geq$ de 90 mmHg (Cuadro 14). El 4.3% de presión sistólica $\leq$ de 100 mmHg (Cuadro 15). El 6.2% de presión diastólica $\leq$ de 60 mmHg (Cuadro 16).

Dx PA Sistólica				
	Frecuencia	Porcentaje	Porcentaje válido	Porcentaje acumulado
HiperT_Sistólica	316	42,7	42,7	42,7
HipoT_Sistólica	32	4,3	4,3	47,0
Normal	392	53,0	53,0	100,0
Total	740	100,0	100,0	

Dx PA Diastólica				
	Frecuencia	Porcentaje	Porcentaje válido	Porcentaje acumulado
HiperT_Diastólica	97	13,1	13,1	13,1
HipoT_Diastólica	46	6,2	6,2	19,3
Normal	597	80,7	80,7	100,0
Total	740	100,0	100,0	

El 68.8% de los sujetos de la muestra se dedican a tareas domésticas (Cuadro 17). El 9.9% a estudio presencial o distancia (Cuadro 18). El 43.2% a trabajo presencial o teletrabajo (Cuadro 19).

Cuadro 17: Actividad diaria: Tareas domésticas				
	Frecuencia	Porcentaje	Porcentaje válido	Porcentaje acumulado
No	231	31,2	31,2	31,2
Si	509	68,8	68,8	100,0
Total	740	100,0	100,0	

Cuadro 18: Actividad diaria: Estudio presencial o a distancia				
	Frecuencia	Porcentaje	Porcentaje válido	Porcentaje acumulado
No	667	90,1	90,1	90,1
Si	73	9,9	9,9	100,0
Total	740	100,0	100,0	

Cuadro 19:
Actividad diaria: Trabajo presencial o teletrabajo

	Frecuencia	Porcentaje	Porcentaje válido	Porcentaje acumulado
No	420	56,8	56,8	56,8
Si	320	43,2	43,2	100,0
Total	740	100,0	100,0	

En lo referente a los pacientes con el diagnóstico de la Diabetes Mellitus: la Tabla de contingencia 5, evidencia el 31.1% dentro Enfermedades Crónicas Previas en Dislipidemias; la Tabla de contingencia 6, el 37.2% dentro de las hipertrigliceridemias; la Tabla de contingencia 7, el 36.1% dentro de las Enfermedad cardiaca; la Tabla de contingencia 8, el 6.5% dentro del Hipertiroidismo.

Tabla de contingencia 5: Enfermedades Crónicas Previas: Dislipidemias * HC: Tipos de Diabetes Mellitus

			HC: Tipos de Diabetes Mellitus				Total
			DM1	DM2	DGest	SM	
EnfCrPr: Dislipidemias	No	Recuento	45	393	0	7	445
		% dentro de EnfCrPr: Dislipidemias	10,1%	88,3%	,0%	1,6%	100,0%
		% dentro de HC: Tipos de Diabetes Mellitus	75,0%	60,1%	,0%	29,2%	60,1%
		% del total	6,1%	53,1%	,0%	,9%	60,1%
	Si	Recuento	9	207	2	12	230
		% dentro de EnfCrPr: Dislipidemias	3,9%	90,0%	,9%	5,2%	100,0%
		% dentro de HC Tipos de Diabetes Mellitus	15,0%	31,7%	100,0%	50,0%	31,1%
		% del total	1,2%	28,0%	,3%	1,6%	31,1%
	n/c	Recuento	6	54	0	5	65
		% dentro de EnfCrPr: Dislipidemias	9,2%	83,1%	,0%	7,7%	100,0%
		% dentro de HC: Tipos de Diabetes Mellitus	10,0%	8,3%	,0%	20,8%	8,8%
		% del total	,8%	7,3%	,0%	,7%	8,8%
Total		Recuento	60	654	2	24	740
		% dentro de EnfCrPr: Dislipidemias	8,1%	88,4%	,3%	3,2%	100,0%
		% dentro de HC: Tipos de Diabetes Mellitus	100,0%	100,0%	100,0%	100,0%	100,0%
		% del total	8,1%	88,4%	,3%	3,2%	100,0%

Pruebas de chi-cuadrado

	Valor	gl	Sig. asintótica (bilateral)
Chi-cuadrado de Pearson	22,566[a]	6	,001
Razón de verosimilitudes	23,193	6	,001
Asociación lineal por lineal	2,052	1	,152
N de casos válidos	740		

a. 4 casillas (33,3%) tienen una frecuencia esperada inferior a 5. La frecuencia mínima esperada es ,18.

Tabla de contingencia 6: Enfermedades Crónicas Previas: Hipertrigliceridemias * HC: Tipos de Diabetes Mellitus

			DM1	DM2	DGest	SM	Total
EnfCrPr: Hipertrigliceridemias	No	Recuento	43	363	0	6	412
		% dentro de EnfCrPr: Hipertrigliceridemias	10,4%	88,1%	,0%	1,5%	100,0%
		% dentro de HC: Tipos de Diabetes Mellitus	71,7%	55,5%	,0%	25,0%	55,7%
		% del total	5,8%	49,1%	,0%	,8%	55,7%
	Si	Recuento	12	247	2	14	275
		% dentro de EnfCrPr: Hipertrigliceridemias	4,4%	89,8%	,7%	5,1%	100,0%
		% dentro de HC: Tipos de Diabetes Mellitus	20,0%	37,8%	100,0%	58,3%	37,2%
		% del total	1,6%	33,4%	,3%	1,9%	37,2%
	n/c	Recuento	5	44	0	4	53
		% dentro de EnfCrPr: Hipertrigliceridemias	9,4%	83,0%	,0%	7,5%	100,0%
		% dentro de HC: Tipos de Diabetes Mellitus	8,3%	6,7%	,0%	16,7%	7,2%
		% del total	,7%	5,9%	,0%	,5%	7,2%
Total		Recuento	60	654	2	24	740
		% dentro de EnfCrPr: Hipertrigliceridemias	8,1%	88,4%	,3%	3,2%	100,0%
		% dentro de HC: Tipos de Diabetes Mellitus	100,0%	100,0%	100,0%	100,0%	100,0%
		% del total	8,1%	88,4%	,3%	3,2%	100,0%

Pruebas de chi-cuadrado

	Valor	gl	Sig. asintótica (bilateral)
Chi-cuadrado de Pearson	21,226[a]	6	,002
Razón de verosimilitudes	22,335	6	,001
Asociación lineal por lineal	1,485	1	,223
N de casos válidos	740		

a. 5 casillas (41,7%) tienen una frecuencia esperada inferior a 5. La frecuencia mínima esperada es ,14.

Tabla de contingencia 7: Enfermedades Crónicas Previas: Enfermedad cardiaca * HC: Tipos de Diabetes Mellitus

			DM1	DM2	DGest	SM	Total
EnfCrPr: Enfermedad cardiaca	No	Recuento	52	389	0	17	458
		% dentro de EnfCrPr: Enfermedad cardiaca	11,4%	84,9%	,0%	3,7%	100,0%
		% dentro de HC: Tipos de Diabetes Mellitus	86,7%	59,5%	,0%	70,8%	61,9%
		% del total	7,0%	52,6%	,0%	2,3%	61,9%
	Si	Recuento	5	254	2	6	267
		% dentro de EnfCrPr: Enfermedad cardiaca	1,9%	95,1%	,7%	2,2%	100,0%
		% dentro de HC: Tipos de Diabetes Mellitus	8,3%	38,8%	100,0%	25,0%	36,1%
		% del total	,7%	34,3%	,3%	,8%	36,1%
	n/c	Recuento	3	11	0	1	15
		% dentro de EnfCrPr: Enfermedad cardiaca	20,0%	73,3%	,0%	6,7%	100,0%
		% dentro de HC: Tipos de Diabetes Mellitus	5,0%	1,7%	,0%	4,2%	2,0%
		% del total	,4%	1,5%	,0%	,1%	2,0%
Total		Recuento	60	654	2	24	740
		% dentro de EnfCrPr: Enfermedad cardiaca	8,1%	88,4%	,3%	3,2%	100,0%
		% dentro de HC: Tipos de Diabetes Mellitus	100,0%	100,0%	100,0%	100,0%	100,0%
		% del total	8,1%	88,4%	,3%	3,2%	100,0%

Pruebas de chi-cuadrado

	Valor	gl	Sig. asintótica (bilateral)
Chi-cuadrado de Pearson	28,958[a]	6	,000
Razón de verosimilitudes	33,855	6	,000
Asociación lineal por lineal	,144	1	,704
N de casos válidos	740		

a. 5 casillas (41,7%) tienen una frecuencia esperada inferior a 5. La frecuencia mínima esperada es ,04.

Tabla de contingencia 8: Enfermedades Crónicas Previas: Hipertiroidismo * HC: Tipos de Diabetes Mellitus

			HC: Tipos de Diabetes Mellitus				Total
			DM1	DM2	DGest	SM	
EnfCrPr: Hipertiroidismo	0	Recuento	56	593	2	15	666
		% dentro de EnfCrPr: Hipertiroidismo	8,4%	89,0%	,3%	2,3%	100,0%
		% dentro de HC: Tipos de Diabetes Mellitus	93,3%	90,7%	100,0%	62,5%	90,0%
		% del total	7,6%	80,1%	,3%	2,0%	90,0%
	1	Recuento	4	39	0	5	48
		% dentro de EnfCrPr: Hipertiroidismo	8,3%	81,3%	,0%	10,4%	100,0%
		% dentro de HC: Tipos de Diabetes Mellitus	6,7%	6,0%	,0%	20,8%	6,5%
		% del total	,5%	5,3%	,0%	,7%	6,5%
	99	Recuento	0	22	0	4	26
		% dentro de EnfCrPr: Hipertiroidismo	,0%	84,6%	,0%	15,4%	100,0%
		% dentro de HC: Tipos de Diabetes Mellitus	,0%	3,4%	,0%	16,7%	3,5%
		% del total	,0%	3,0%	,0%	,5%	3,5%
Total		Recuento	60	654	2	24	740
		% dentro de EnfCrPr: Hipertiroidismo	8,1%	88,4%	,3%	3,2%	100,0%
		% dentro de HC: Tipos de Diabetes Mellitus	100,0%	100,0%	100,0%	100,0%	100,0%
		% del total	8,1%	88,4%	,3%	3,2%	100,0%

Pruebas de chi-cuadrado

	Valor	gl	Sig. asintótica (bilateral)
Chi-cuadrado de Pearson	24,208[a]	6	,000
Razón de verosimilitudes	18,256	6	,006
Asociación lineal por lineal	13,240	1	,000
N de casos válidos	740		
a. 7 casillas (58,3%) tienen una frecuencia esperada inferior a 5. La frecuencia mínima esperada es ,07.			

Discusión

Nuestros hallazgos concluyen que en esta muestra de 740 sujetos el 56.2% son mujeres y el 43.8% hombres. La distribución etaria fue de la siguiente manera: Adulto joven (menores de 46 años) el 18%, Adulto medio (entre 46 y 65 años) 50.1%, Adulto mayor (mayores de 65 años) el 28.9% y Menor de 19 años 3%. La procedencia es el 33.5% del cantón Manta, el 49.9% del resto de Manabí y 16.6% del resto del Ecuador. En la muestra la enfermedad coronaria (EC) se presentó en el 15.9%, la insuficiencia cardiaca (IC) en el 19.8%, la enfermedad cerebrovascular (ECV) en el 3.9% y la enfermedad de la arteria periférica (EAP) en el 5.5%. En lo referente a las complicaciones por la diabetes se presentaron con la siguiente frecuencia: la enfermedad cardiaca con el 37.2%, enfermedad renal el 22%, enfermedad visual el 48.9, fracturas de huesos el 18.1%, dislipidemia el 35.4%, hipertrigliceridemias el 41.8%, pancreatitis el 7.8%, dolor articular el 67.4%, candidiasis vaginal el 9.7%, presión arterial baja 18.1%, infecciones de las vías urinarias el 45.7%, pie diabético el 12.3%, hipoglicemia el 24.2%, cetoacidosis diabética el 19.6%. En relación con la adhesión al tratamiento farmacológico el 44.7% no la tuvo con la Metformina o sensibilizador; en relación con la dieta no la tuvo al tratamiento el 45.1%; por último, el 63.8% no la tuvo con la adhesión a los ejercicios. En determinaciones al azar de la presión arterial donde todos los sujetos del estudio tienen algún tipo de

Diabetes Mellitus, el 42.7% mantenían elevada la presión sistólica (> 129 mmHg) y el 13.1% la diastólica (> 89 mmHg); en relación con la hipotensión sistólica solo el 4.3% mantenían disminuida la presión sistólica (< 100 mmHg) y el 6.2% la diastólica (< 60 mmHg).

Conclusiones y recomendaciones

Conclusiones

- El Sistema de Salud del Ecuador no ha logrado una adhesión significativa al tratamiento de la Diabetes Mellitus en sus diferentes formas de presentación en los sujetos de la muestra en este estudio.

- La falta de adhesión más importante es en el tratamiento dietético y ejercicios.

- La Presión Arterial Sistémica en determinaciones al azar se encontró elevada la presión sistólica en el (42.7%) y la diastólica (13.1%).

- La Presión Arterial Sistémica en determinaciones al azar se encontró disminuida la presión sistólica en el (4.3%) y la diastólica (6.2%).

- La mayor cantidad de pacientes con algún tipo de Diabetes Mellitus de la muestra se dedican a tareas domésticas.

Recomendaciones

- Implementar un Club de Diabéticos eficiente a nivel nacional coordinado con cada Municipio donde cada familia se entrene en la preparación de dietas saludables y rutinas de ejercicios comunitarios.

- Vincular a las Universidades con el MSP y los Municipios del Ecuador para generar proyectos adaptados a cada comunidad respetando las costumbres locales.

Bibliografía

CDC. (2022). Centro Nacional para la Prevención de Enfermedades Crónicas y Promoción de la Salud, División de Diabetes Aplicada. https://www.cdc.gov/diabetes/spanish/basics/diabetes.html#:~:text=La%20diabetes%20es%20una%20enfermedad,libera%20en%20el%20torrente%20sangu%C3%ADneo.

Dowshen S. (2018). ¿Se puede prevenir la diabetes? Find care at Nemours Children's Health. KidsHealth. https://kidshealth.org/es/parents/prevention.html

Fernández-Tresguerres J. A., et al. (2010). Fisiología humana, 4° Edición. Capítulo 77: Páncreas endocrino. https://accessmedicina.mhmedical.com/content.aspx?bookid=1858§ionid=134369990

García-Escovar CA, García-Endara RD. (2023). La Encrucijada del Diagnóstico Sindrómico" Tomo Único. Medicina Humana. Fisiopatología. https://drive.google.com/file/d/1_0uIFruJKfZq3nZsyBX_jXXv9R_pFUR6/view?usp=share_link

Hall, J. E., & Guyton, A. C. (2016). Guyton y Hall: Compendio de fisiología médica. 3a ed. Barcelona: Elsevier.

Harrison's (2008). Principles of Internal Medicine, 17° Edición, McGraw Hill. Cossio, Fustinoni, Rospide. (2001) "Semiología Medica Fisiopatológica", Séptima edición, CTM servicios Bibliográficos, Buenos Aires

Herrera Ponce M. Soledad, Elgueta Rosas Raúl, Fernández Lorca M. Beatriz, Giacoman Hernández Claudia, Leal Valenzuela Daniella, Rubio Acuña Miriam, Marshall De la Maza Pío, Bustamante Palma Felipe. (2021). Calidad de vida de las personas mayores chilenas durante la pandemia COVID-19. https://sociologia.uc.cl/wp-content/uploads/2021/07/libro_calidad-de-vida-pm-y-covid-19-.pdf

José T. Real, Juan F. Ascaso. (2021). Metabolismo lipídico y clasificación de las hiperlipemias. Clínica e Investigación en Arteriosclerosis, Vol. 33. Núm. S1. páginas 3-9 (Mayo 2021). DOI: 10.1016/j.arteri.2020.12.008

Loya López GM. (2012). Fisiología Endocrina del Páncreas. Endocrinología-Medicina Interna. Junio 2012. https://slideplayer.es/slide/3385363/

Martín Domínguez Verónica, González Casas Rosario, Mendoza Jiménez-Ridruejo Jorge, García Buey Luisa y Moreno-Otero Ricardo. 2013. *"Etiopatogenia, diagnóstico y tratamiento de la enfermedad del hígado graso no alcohólica"*. Servicio de Aparato Digestivo y CIBERehd (Instituto de Salud Carlos III). Hospital Universitario La Princesa. Instituto de Investigación Sanitaria Princesa (IIS-IP). Universidad Autónoma de Madrid. Madrid https://scielo.isciii.es/pdf/diges/v105n7/es_punto_vista.pdf

Robbins y Cotran. (2015). "Patología Estructural y Funcional", 9°Edición, Elsevier Saunders Goldman y Austello. "Cecil Tratado de Medicina Interna", 23° Edición, Elsevier Saunders, 2010.

Rodríguez de Cossío A., Rodríguez Sánchez R. (2011). Pruebas de laboratorio en Atención Primaria (I). Medicina de Familia. SEMERGEN, Vol. 37. Núm. 1. páginas 15-21. https://www.elsevier.es/es-revista-medicina-familia-semergen-40-articulo-pruebas-laboratorio-atencion-primaria-i--S1138359310003667

Rojas J. (2022). Estándares de atención de la diabetes 2022 – Guía ADA. La Escuelita Médica. Servicio de Medicina Interna del Hospital de León.

https://escuelitamedica.com/2022/03/21/estandares-de-atencion-de-la-diabetes-2022-guia-ada/

Rojas Martínez, JA., Céspedes Salazar C., (2014). Síndromes de resistencia hormonal por patología de receptores: mecanismos moleculares y fenotipos clínicos. Revista Especializada Endocrinología Pediátrica, Volumen 5, Número 2. https://www.endocrinologiapediatrica.org/revistas/P1-E10/P1-E10-S308-A210.pdf

Rondon-Berrios H. (2011). Avances en la fisiopatología del edema en el síndrome nefrótico [New insights into the pathophysiology of oedema in nephrotic syndrome]. *Nefrologia : publicacion oficial de la Sociedad Espanola Nefrologia*, *31*(2), 148–154. https://doi.org/10.3265/Nefrologia.pre2010.Nov.10724

Ros, E., Martínez-González, M. A., Estruch, R., Salas-Salvadó, J., Fitó, M., Martínez, J. A., & Corella, D. (2014). Mediterranean diet and cardiovascular health: Teachings of the PREDIMED study. *Advances in nutrition (Bethesda, Md.)*, *5*(3), 330S–6S. https://doi.org/10.3945/an.113.005389

Sánchez, Alejandra Consuelo, & García Aranda, José Alberto. (2012). Pancreatitis aguda. *Boletín médico del Hospital Infantil de México*, *69*(1), 3-10. Recuperado en 07 de noviembre de 2021, de http://www.scielo.org.mx/scielo.php?script=sci_arttext&pid=S1665-11462012000100002&lng=es&tlng=es.

Stephen J. McPhee, SJ. Gary D. Hamme, GD. (2015). Fisiopatología de la enfermedad: una introducción a la medicina clínica. 7° Edición, McGraw Hill.

West M. (2021). 7 formas de prevenir la diabetes tipo 2. https://www.medicalnewstoday.com/articles/es/prevencion-de-la-diabetes-tipo-2

Anexos

Consentimiento previo, libre e informado.

https://docs.google.com/document/d/1zJHSWUEBM67Fjfpht7zFw0TWjT0GQToO/edit?usp=sharing&ouid=100806589038264328005&rtpof=true&sd=true

Formulario para recolección de datos.

https://docs.google.com/spreadsheets/d/1jx3q5YnAQsPWq44Y_DrWOOsjxAUIjLkxrIzMJx-YYyo/edit?usp=share_link

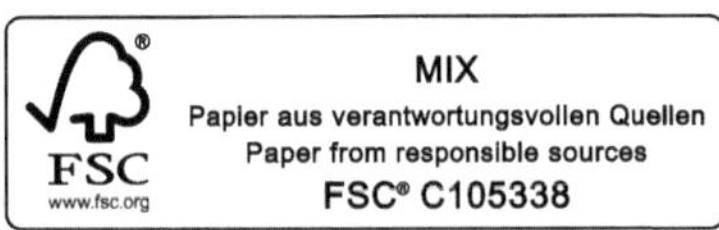

Printed by Books on Demand GmbH, Norderstedt / Germany